照ちゃん流

健康ヨガ体操

体が硬くても痛みがあってもできる!

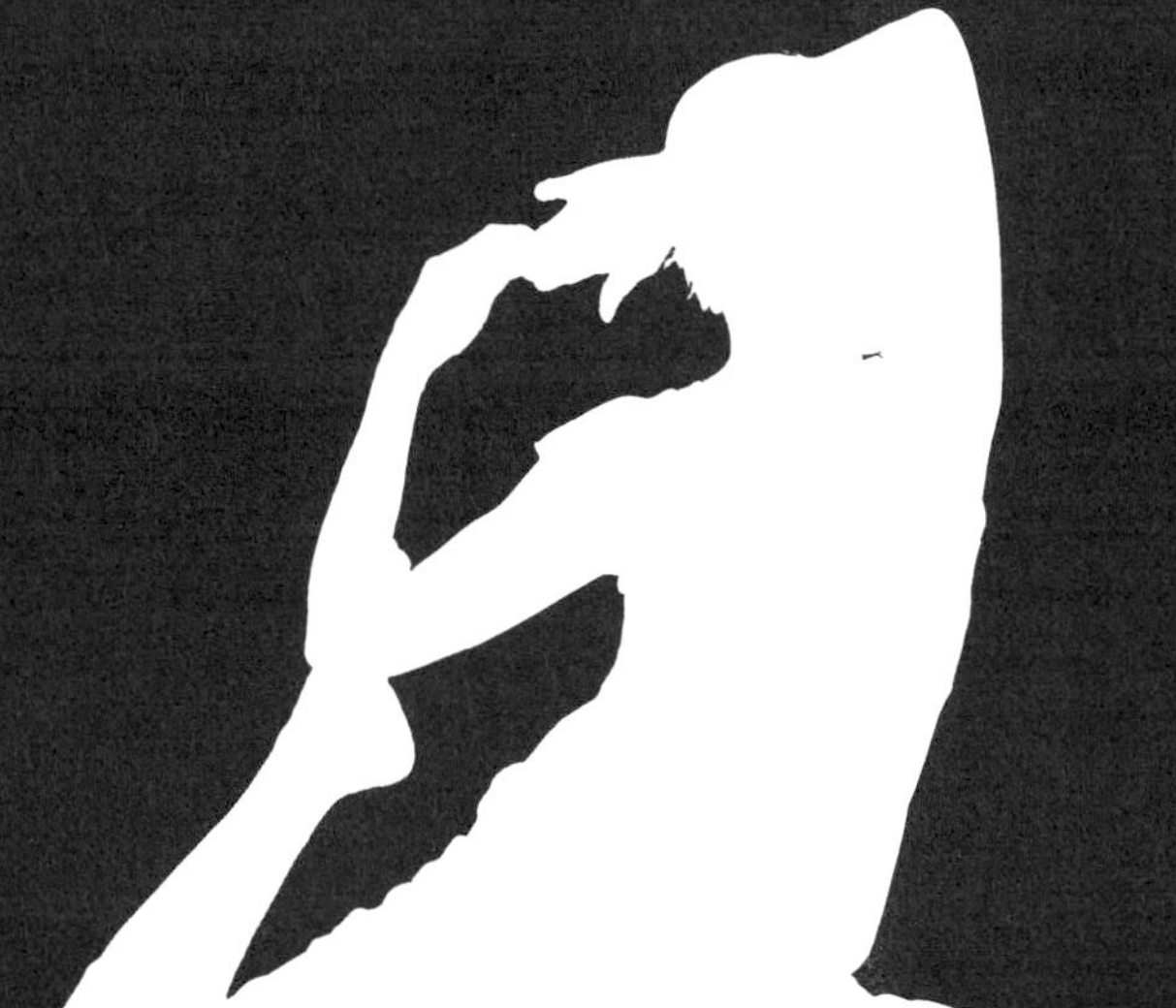

ヨガ講師・整体師
山本照代

講談社

はじめに

ゆる〜く低空飛行だっていいんですよ。ゆるいほうが体も長持ち。気持ちのいい人生が送れますよ！

私は現在（２０１３年12月）、75歳の後期高齢者。

今でも、現役の整体師として毎日治療院で施術をして、週に１〜２度講師として、ヨガやチベット体操を指導しています。

これを聞くと、「相当体力があって運動神経もいい人だろう……」と、思われるかもしれませんね。ところが、残念ながら全くそうではないのです。それどころか、小さな頃から運動神経に恵まれず、家族からも「のろまの照ちゃん」と言われていたほど（笑）。体力も特別あるほうではなく、風邪が流行《はや》れば風邪をひき、疲れれば寝込むこともあるんです。

でも、そんなのは75歳なんですから当たり前。30〜40代のときのように無理をしては、体を壊したり、寝込んだりしてしまうでしょ。それよりも、**体調が悪ければ寝**

て、元気になったら好きなことをやる。無理をしないで自然体。これでいいんですよ。

飛行機で例えたとしたら、たとえ**低空飛行でも、落ちなければいいんです**。みなさん、高く飛ぶことこそいいことだと思っていないでしょうか。高く飛ぶことよりも、低くても安定して、長〜く、ゆっくりと、そして景色を楽しみながら、**心地よく優雅に人生を飛び続けること**。これが私の思う豊かな人生。それには古くても整備の行き届いた機体＝不調のない体が必要です。

運動はいいことだ！　とやっきになって、体は悲鳴を上げているのに高く飛ぼうとすると、機体（体）が故障をしたり、燃料切れになってしまいますよ。

高く飛ぶよりも、低くてもゆっくりと心地よく飛べば、機体は傷まないし、エネルギーも使わないから、長く飛んでいることができますよね。

私は**低空飛行でもいいから、長持ちをする気持ちのいい体を目指しています**。

そんな体づくりにおすすめするのが、今回紹介する「健康ヨガ体操」。

私が教えているヨガの教室や、患者さんに整体の治療をした後、ご自身で不調を改善していただくためにお教えしています。生徒さんや患者さんたちからは、長年の肩こりがラクになった、歩くのが楽しくなったという、うれしい声が寄せられているんですよ。整体師としては、完治されてしまうとお客様がいらっしゃらなくなってしまうので困るんですけどね（笑）。でも、不調をつくってきたのは自分自身。ですから最終的には不調は自分自身でしか治すことができません。ただ年を重ねると無理がききませんよね。そこで私が、自分自身の体で人体実験をし、さらに多くの方々を治療させていただくことでたどりついたのが、誰でも簡単にできる『健康ヨガ体操』なんです。

ヨガというとアクロバティックなポーズを思い浮かべる人も多いかもしれませんね。あんな仙人みたいなポーズ、私だってできません（笑）。完成ポーズまでできないことだってあります。でも**完成ポーズまでいかなくても、気持ちいいと感じられたところまでの途中のポーズだって立派なヨガ**。とても簡単だから、体がかたくても少し痛みがあってもできる体操です。〝ちょっと痛いけど気持ちいい〟くらいの刺激を感じながら体を動かすことで、不調がラクになります。

ゆるくていいんですよ。
がんばらずに、サボってもいいの。
気持ちいいのが一番！

これが気持ちのいい人生を過ごせる「健康ヨガ体操」の極意。「無理しない、やりすぎない、気持ちいいが大事」を守ってくださいね。

そして、もうひとつ気をつけたいのが、途中のポーズまでしかできなくてもいいから、ポーズが美しいかどうかを鏡で見てみましょう。紙をくしゃっと丸めたようなみっともないポーズは体のためになっていないと心得て。前屈できなくても背筋が伸びている、ひじは伸びないけど、指先はきちんとまっすぐ。鏡を見てください。

これだけでもポーズがキレイに見えるのよ。

形がキレイなのは体にとって気持ちがいいことなの。「まだできないのに鏡を見るのは恥ずかしい」なんておっしゃらずに、鏡を見ながらやってみましょう。鏡で昨日より少し上達している自分を見つけるのも、やる気につながりますから。

どうですか？　私のように運動神経が悪くても、面倒くさがりやさんでも、体がかたくても、この「健康ヨガ体操」ならできる気がしてくるでしょう？　一つでもいいので自分が気持ちいいと感じる体操を選んで、私といっしょに、ゆっくり楽しい人生が送れる体づくりをはじめましょう！

山本照代

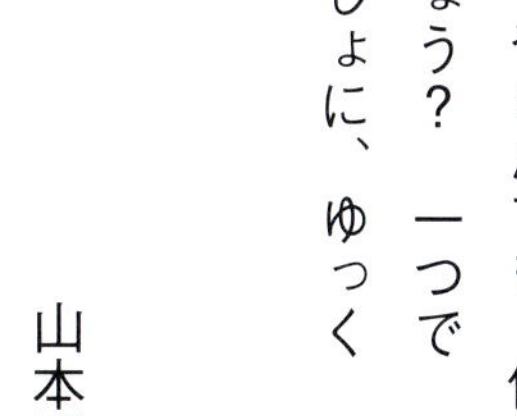

体験者の声

1週間に1度ゆる〜く続けただけで、体が変わったという人がたくさんいます！

Tさん（73歳）

体がかたかったのに、今ではかなりやわらかくなりました。目が覚めたら布団の中で体を動かすだけで体が変わります。

Yさん（60代　ヨガ歴10年）

ヨガの教室の前には手首や足首をよくまわします。これをやっているおかげか、同じ年代の知り合いで骨折される方が多いのですが、私は全く平気です。関節まわりがやわらかくなることはとても大切だと実感しています。

Fさん（82歳）

母を見ていて、年齢を重ねると背が縮むと覚悟していました。ところが1週間に1回のヨガだけで、以前と身長はもちろん体型も変わりません。

Eさん（76歳）

腹筋が全然なかったので、ほとんどのポーズがこなせなかったんです。でも、細々と続けていたらほとんどのポーズをこなせるようになりました。狭心症を持っているんですが、朝起きてすぐにヨガ体操をすることが予防になっていて、今も、どこでも自転車で移動しているんですよ。

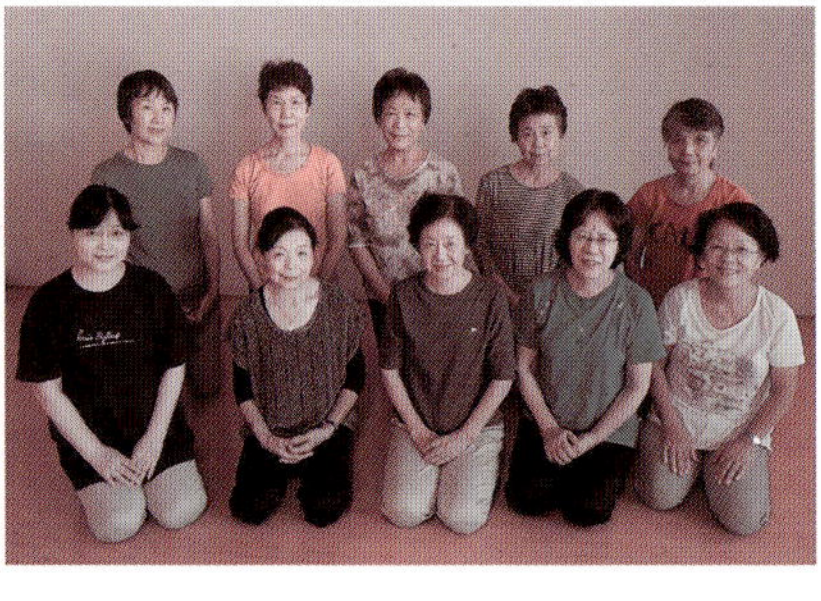

「健康ヨガ体操」教室の生徒さんと一緒に。週に1度1時間で、みなさんとっても元気！

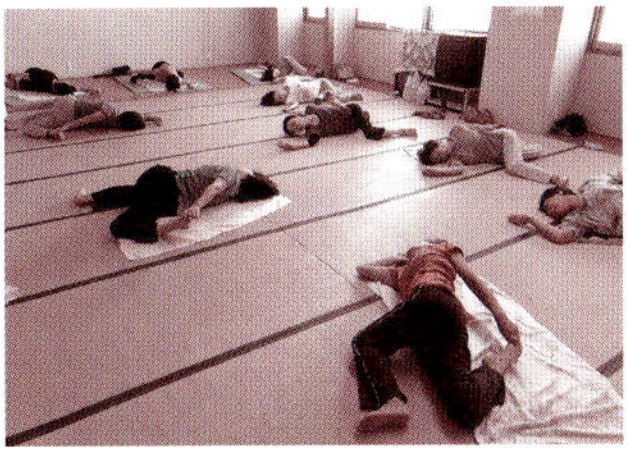

ゆる〜く体を伸ばすのは気持ちいい。

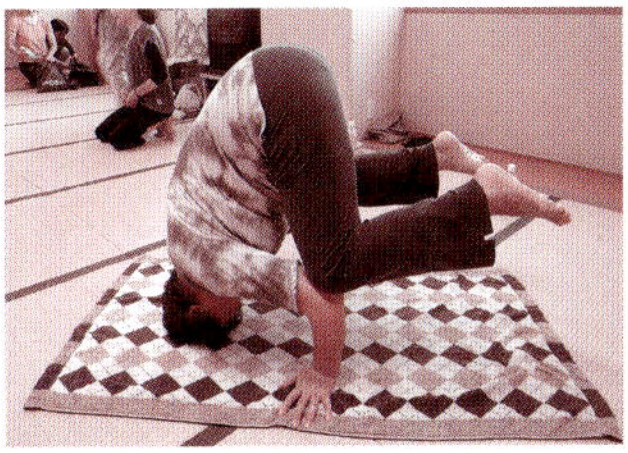

こんなポーズもできるようになりました！

Aさん（40代）

30代半ばから腹筋をしてもおなかの肉がとれなくて……。肩こりの整体施術の後で、照ちゃん先生に教えてもらったヨガ体操で気になる下腹がへこみました！

Iさん（60代）

ヨガは1週間に1度ここに来てやるだけ。それ以外には朝起きてすぐ、簡単なメニューをこなしています。これで体が軽くなりました。

Sさん（50代）

ひじの痛みや五十肩で整形外科に行くとヒアルロン酸を打たれるだけ。マッサージもその場は治るけれど、長続きしない。でもヨガだけですっかり肩こりがとれました。

Rさん（64歳）

体がかたくて、脚を開いて体を倒すのが夢でした。少しずつ続けたおかげで、今はペタリと体がつくようになったんです。それに体が軽くて、よく動くようになりました。週に1度でも継続は力なり。歩くのもラクだし、足首がしっかりして、関節がよく動かせるようになりました。

Hさん（60代）

若い頃から便秘がひどくていつも薬が手放せなかった私が、ヨガを始めてからすっかり便秘知らず。20年前から腰痛持ちで背骨がゆがんでいたのに、整形外科の先生から年のわりに関節がやわらかいと言われるまでになりました。健康になるからという義務感ではなくて、私に合っている運動がゆるヨガなんです。

Nさん（70代）

突然ひざに痛みを感じて、整形外科にかかったところ、痛みどめを処方していただきました。でも、痛みが引かず、このまま寝たきりになるのかもしれないと少しずつ覚悟を決めていたんです。寝ていても筋肉が縮んで、体が痛い。NHKの健康相談で痛みの7割は自分で治せると聞き、開き直って自分で治すしかないと一念発起。最初はヨガってつらくていやだと思ったけれど、この痛みをとるのは私自身しかないと思い継続。はじめはどんなポーズもできないし、痛いしで、ポーズのまねだけ。今ではすっかり痛みが消えて、たいがいのポーズをとれるようになりました。

『健康ヨガ体操』のお約束
〝気持ちいい〟が一番大事ですよ!

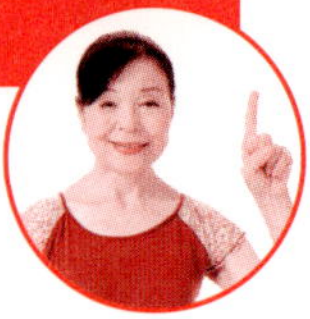

1 呼吸を練習しましょう

誰でも生きていれば呼吸をしていますが、意識して呼吸している人は少ないですよね。呼吸を意識するととても気持ちが落ち着いてきます。とくに自分の体にとってキツいポーズをすると、息を止めてしまうことも。ヨガでは呼吸をし続けることが大事なポイント。

2 キープしたところで声を出して数を数えましょう

ポーズがつらいとやっぱり息が止まってしまうでしょ。そこでおすすめなのが、完成ポーズでキープするときに、ゆっくりと声に出して数を数えること。息を止めたままでは発声できませんから、声を出して数えることで、自然に呼吸をすることができますよ。

3 第1章の呼吸法や第2章の関節ほぐしは、おふろの中で、テレビを見ながら、〝ながら運動〟で続けましょう

第１章の呼吸法や第２章で紹介する関節をほぐす体操は、どこでもできる簡単なものばかり。おふろの中で、テレビを見ながら、新聞を読みながらなど、特別に時間をとらなくても、何かをやりながらの〝ながら運動〟に取り入れてみましょう。

4 第２章の関節ほぐしは気に入ったポーズを１日１〜２個でOK

第２章では関節をゆるめるためのヨガをいろいろ紹介しています。全部やったら、それだけで疲れてしまうかもしれないから、無理をしないように。やってみて気持ちがいいと思ったものを、１日１〜２個ずつ続けてみてください。

5 第３章の朝ヨガ、第４章の夜ヨガも毎日の習慣に！　でもやりたくないときはやらなくてOK

朝、夜のほんの３分くらいでできてしまうヨガですから、ぜひ毎日の習慣にしてくださいね。でも、やりたくないときには、やらなくていいんですよ。無理は禁物。起きたくないときには起きなくていい、早く寝たいときにはヨガはやらなくていいんです。

6 第５章のお悩み別ヨガは好きなポーズだけ続けましょう

第５章ではお悩み別のヨガを紹介しています。あなたの悩みに合ったものや、やってみて気持ちがいいと思ったポーズを少しずつ続けてくださいね。そして悩みが解消されたら、別のポーズにも挑戦してみましょう。

7 無理をしないで、ゆる〜く、長〜く続けましょう

健康ヨガ体操には、回数や時間が書いてあるけれど、それはあくまで目安。３つ数えるまでキープできなければ１つ数えるだけでもいいのよ。続けていくうちに必ず、長く続けられるようになります。ゆっくり長く続けられるようになると、体が変わってきますよ。

その日の 体調&やる気別
『健康ヨガ体操』おすすめコース

本書では心と体が元気になる『健康ヨガ体操』をたくさん紹介しているけど、もちろん全部やる必要はありませんよ。体調やその日のやる気に合わせて、１つだけやるのでもいいんです。体調と元気に合わせたおすすめのコースを紹介するので参考にしてくださいね。

体調絶好調 ☀☀☀　やる気いっぱい ★★★

たっぷり時間をとって健康ヨガ体操の日に！

P.26 ～　好きな関節ほぐし

P.44 ～　朝ヨガ

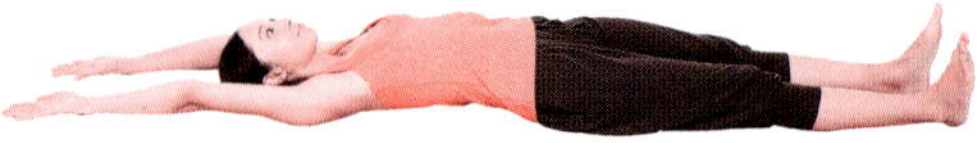

P.54 ～　夜ヨガ

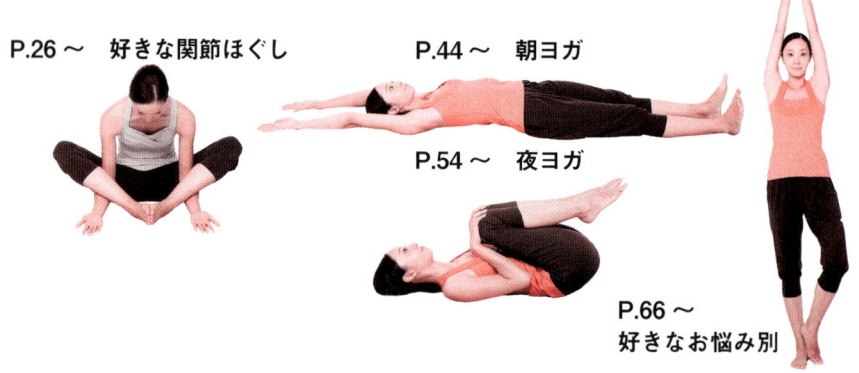

P.66 ～
好きなお悩み別

体調フツー ☀☀　やる気もフツー ★★

朝ヨガか夜ヨガに
お気に入りの健康ヨガ体操を加えましょう

P.26 ～　好きな関節ほぐし

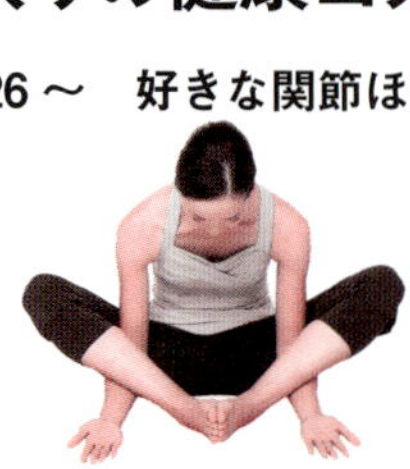

P.44 ～　朝ヨガ

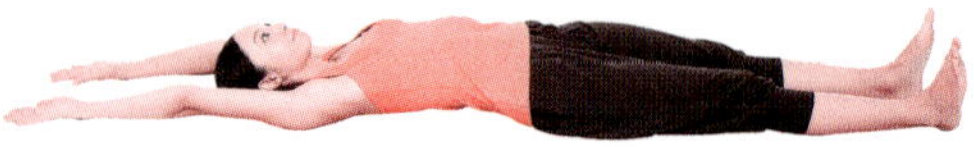

または

P.18 ～　好きな呼吸法

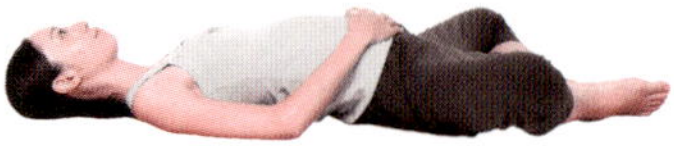

P.54 ～　夜ヨガ

体調フツー ☀☀　でも、やる気なし ★

好きな呼吸法と活力の出る朝ヨガだけやってみて

P.18～　好きな呼吸法

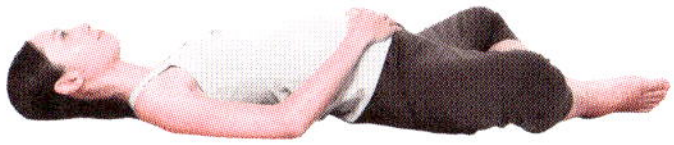

P.44～　朝ヨガ

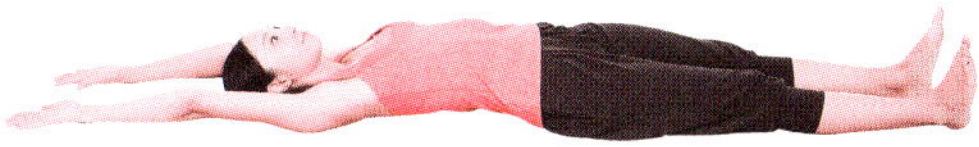

体調あまりよくない ☀　やる気もない（ふだんの生活ができる程度）

呼吸に意識を向けることだけやってみましょう

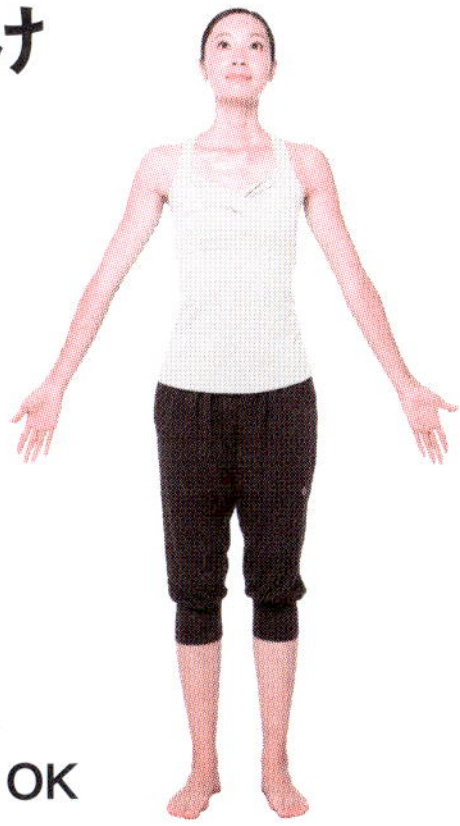

P.18 深呼吸だけでも OK

体調悪い　やる気が全然ない（エネルギー切れで休みたい）

何もしなくていいのよ。体をゆっくり休めましょう

P.61 の「しかばねのポーズ」で寝ちゃいましょう

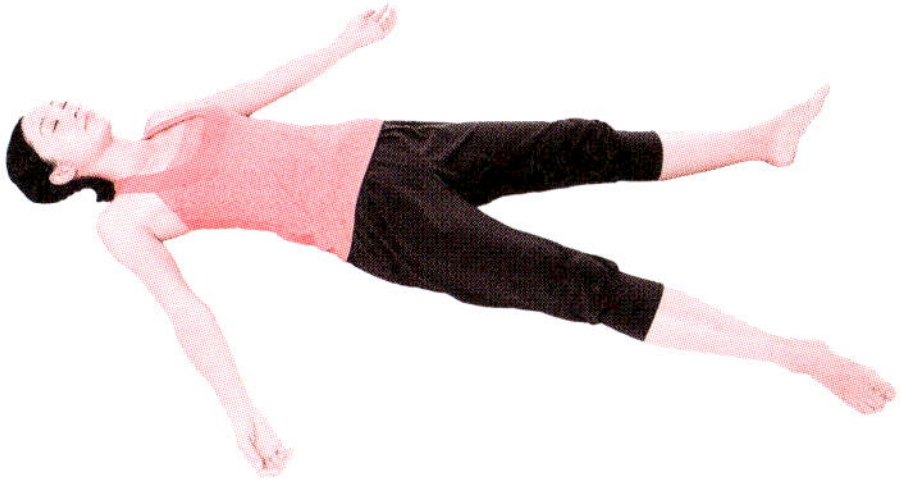

照ちゃん流 健康ヨガ体操　もくじ

撮　影　伊藤泰寛（本社写真部）
モデル　高橋京子
ヘアメイク　斉藤節子
イラスト　保坂美季子（AMI）
編集協力　山本美和
衣装提供　イージーヨガ ジャパン

注意事項　必ず守ってくださいね！

持病のある方……かかりつけの医師と相談してから行いましょう。

無理をしない……強い痛みを感じたら無理して行わないでください。〝ちょっと痛いけど気持ちいい〟という感覚程度で行いましょう。

まわりに家具などがない場所で…怪我の防止や、動きの妨げにならないように、家具などが近くにない場所で行いましょう。

食後すぐは行わない……食後すぐに行うと、なかには気持ち悪さを感じる人も。おなかのすいているときに行うのがおすすめですが、食後は２時間以上たってから行いましょう。

第1章

空気はタダ。消費税もかかりません！
吸って吐くたび元気になる

やる気がない日も
これだけは
やってみて

照ちゃん流
簡単ヨガ呼吸法

１日２万回以上もしているという呼吸。その呼吸に意識を向けるだけで、驚くほど元気になれるって知っていますか？　疲れていたり、やる気がない日も呼吸法を一つだけやってみると、みるみる元気が出てきますよ。

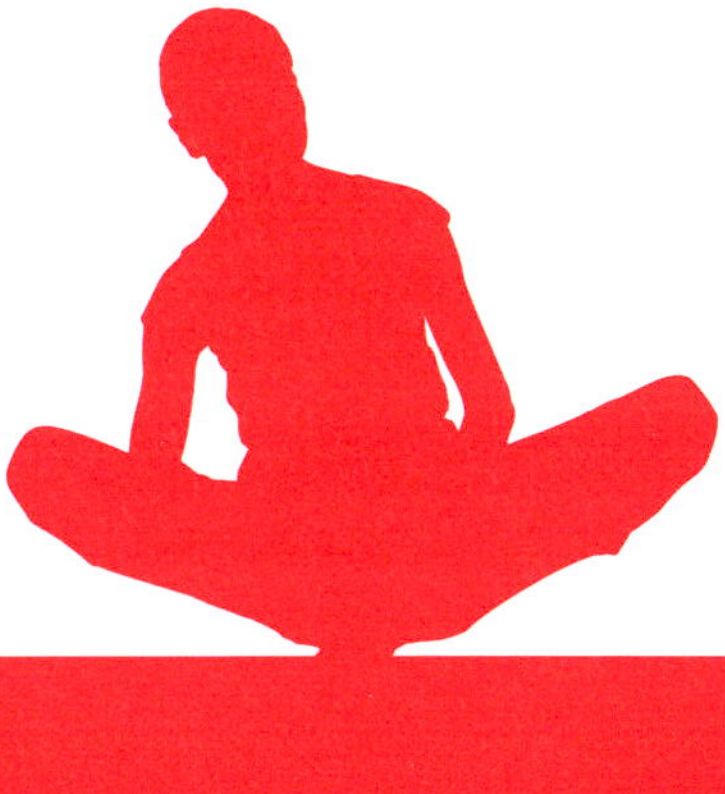

いつでもできる
簡単呼吸

深い呼吸は元気の源ですよ！

みなさんは呼吸を意識したことがありますか？　呼吸は生きるために絶対に必要なもの。ですから、**呼吸の乱れは心と体の不調と、とても深い関係にある**んですよ。

ほんの数日間、改めて呼吸を意識してみてくださいね。毎日、体調や心の変化によって呼吸の深さが違うことに驚くかもしれませんから。

ヨガでふだんから呼吸を意識している私でも、風邪をひく前には呼吸が浅くなります。また、焦っているときやプレッシャーを感じているときには、胸だけが上下するような浅い呼吸になってしまいます。すると、物事を大きくとらえることができなくなって、思わぬ失敗をし、恥ずかしい思いをしてしまったこともあるんですよ（笑）。

そんな焦っているときに「落ち着いて」と心に無理に言い聞かせても、よけい

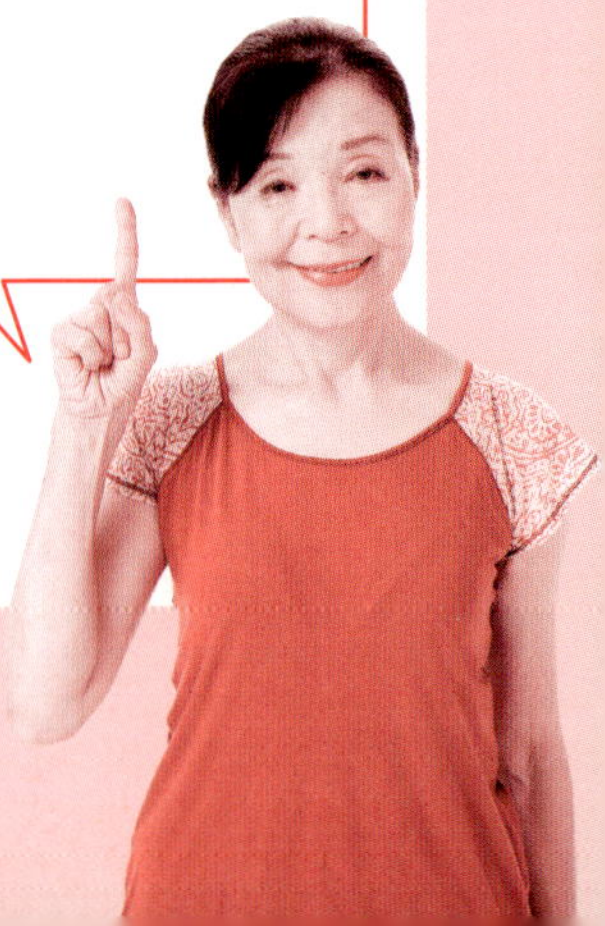

に焦ってしまうでしょ？　それよりも心を落ち着かせる簡単な方法は、息を大きく吸い込み、「ハーッ」とゆっくり長く息を吐き出すこと。そのとき、心にたまった嫌な感情とともに吐き出してみてくださいね。「もう、やだ〜」って言葉に出しながら吐いてもいいの。スーッと心が落ち着いてきますから。そしてその呼吸を数回くり返すことで、体の内側からやる気が出てくることを感じますでしょ？　**〝呼吸は元気の源〟です**。年を重ねると肺機能が落ちてくるので、より呼吸が浅くなります。しかし、**深い呼吸を習慣にして、常に新鮮な空気を取り入れるようにすると、心も体も元気でいられるのですよ**。

ここでは一般的な深呼吸と、ヨガの３つの呼吸法を紹介しますね。どの呼吸法も、はじめは3秒続けて吸ったり吐いたりすることさえ、つらいかもしれません。呼吸の長さは人それぞれですから、息が続かないからといって焦らなくても大丈夫。ゆっくり吸って、ゆる〜く吐く。吸う、吐くともにそれぞれ5秒を目標に行ってみましょうね。そして、心と体の調子に合わせて、時間の空いたときに好きな呼吸法を試してください。

呼吸は歩いているときも、座っているときも、寝転んでもできる究極の健康ヨガ。何もやる気が起きないときでも、**何か一つだけ呼吸法をやってみて、吐く息に意識を向けてみて**。きっと元気が出てきますよ。

体の中から元気になれる

深呼吸をしてみましょう

3~5 セット

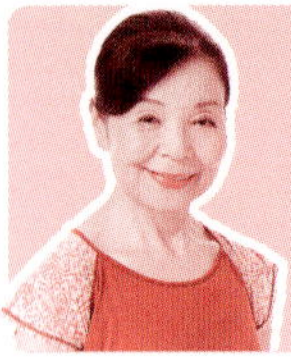

大きく深呼吸をしましょう。息を吸ったときに動いたのは、胸とおなかのどちらですか？　胸が上下していたらそれは胸式呼吸。たくさん息を吸ったり吐いたりするために、おなかを大きくふくらませるように息を吸いましょうね。

1 鼻から息を吸う

鼻から３～５秒かけて息を吸う

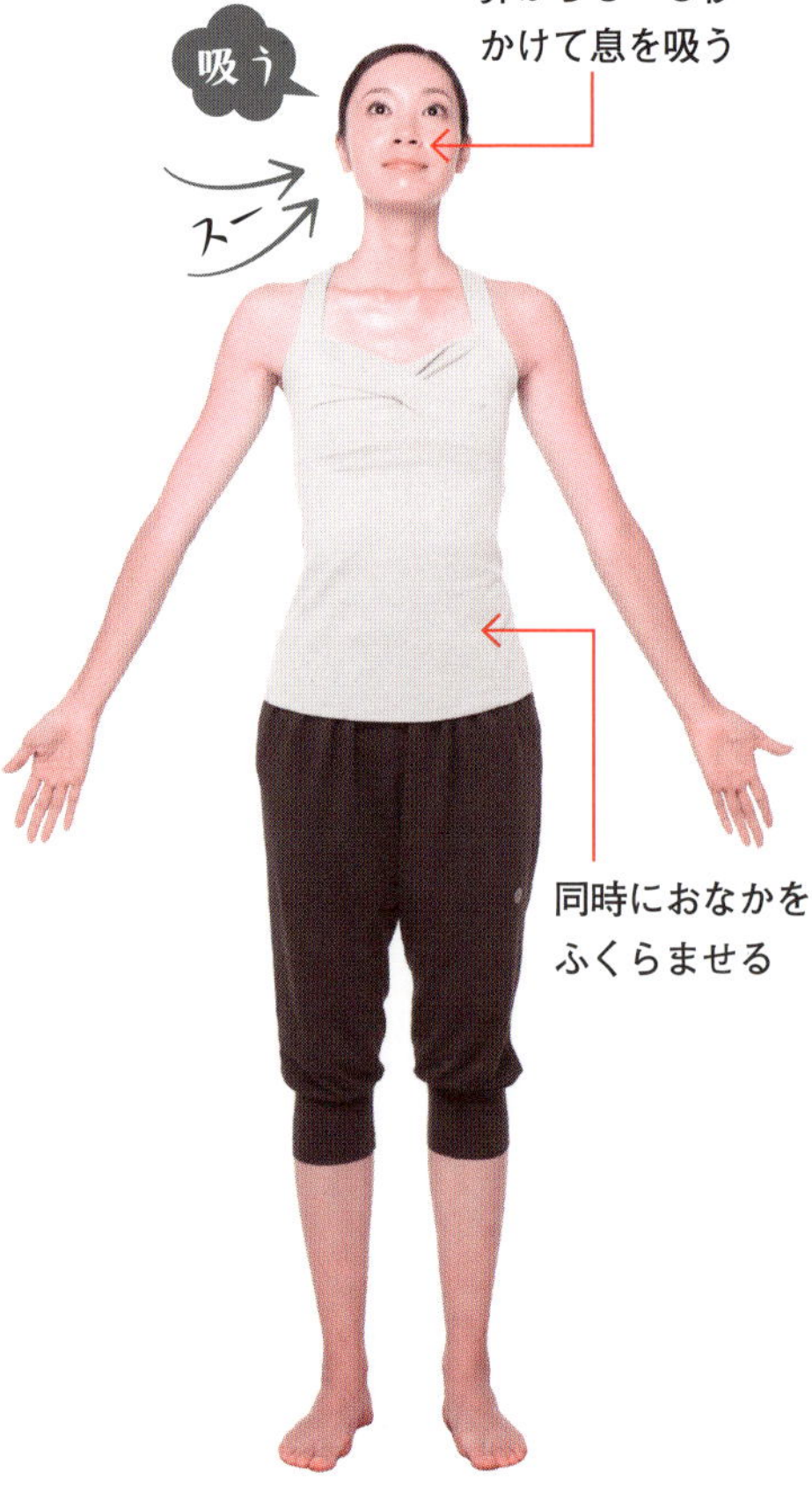

同時におなかをふくらませる

2 口から息を吐く

口からハーッと３～５秒かけてゆっくり息を吐く

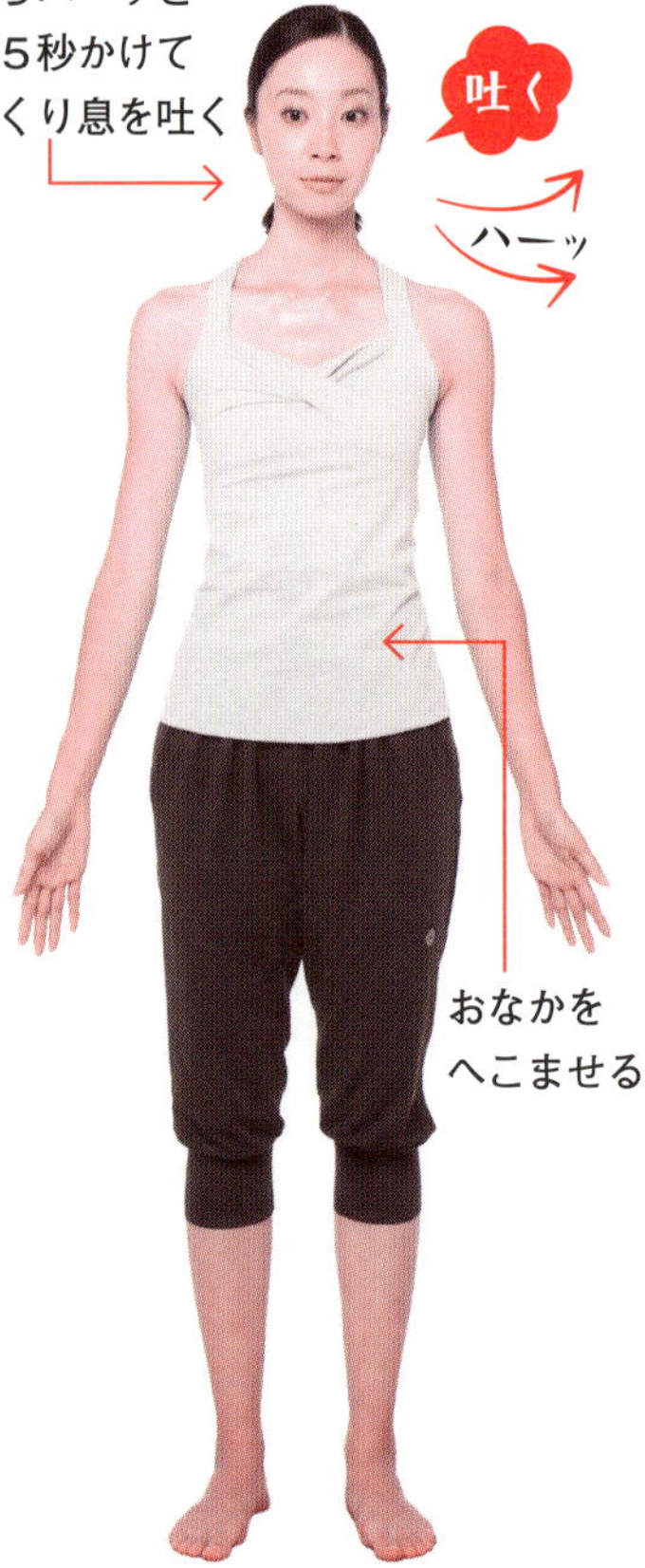

おなかをへこませる

1と2を３～５セットくり返す

気持ちが落ち着いて、おなかもへこみます

ゴロ寝腹式呼吸

3~5セット

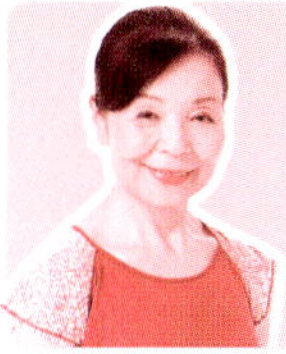

呼吸を意識したことのない人は、おなかに空気を送り込む感覚を難しく感じるかもしれません。おなかに手を置いて、おなかがふくらんだりへこんだりするのを両手で感じながら呼吸して、腹式呼吸の感覚をつかむことが大切よ。

1 おなかをふくらませながら息を吸う

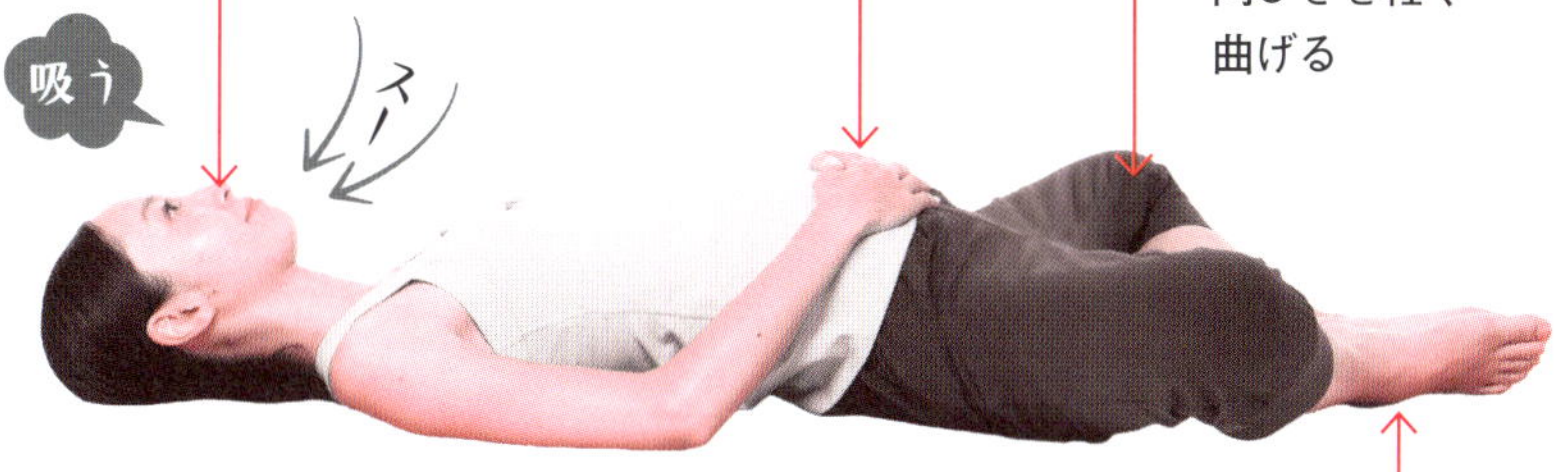
３～５秒かけてゆっくり
鼻から息を吸う
両手をおなかの
上に置く
両ひざを軽く
曲げる
吸う
スー
できる人は足の裏を合わせる

2 おなかをへこませながら息を吐く

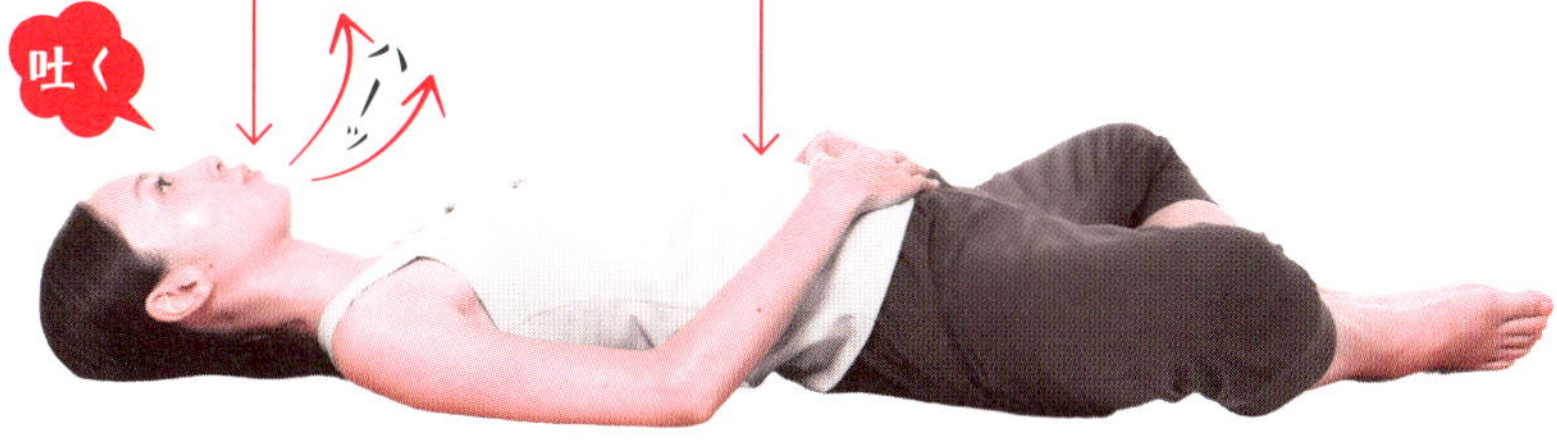
３～５秒かけてゆっくり
口から息を吐く
おなかをへこませる
吐く
ハーッ

1と2を３～５セットくり返す

頭がスッキリして気分が明るくなります

片鼻呼吸

3セット

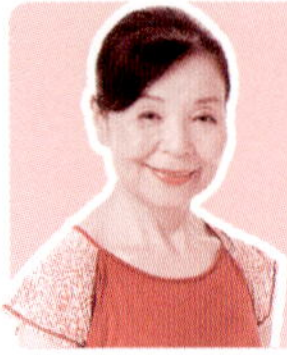

頭がボーッとしているとき、なんとなく気分が晴れないとき、私は脳を活性化する片鼻呼吸をやっているんですよ。頭の隅々まで酸素が行きわたり、頭もすっきり。鼻の通りもよくなり、目も大きく開くようになりますよ。

姿勢

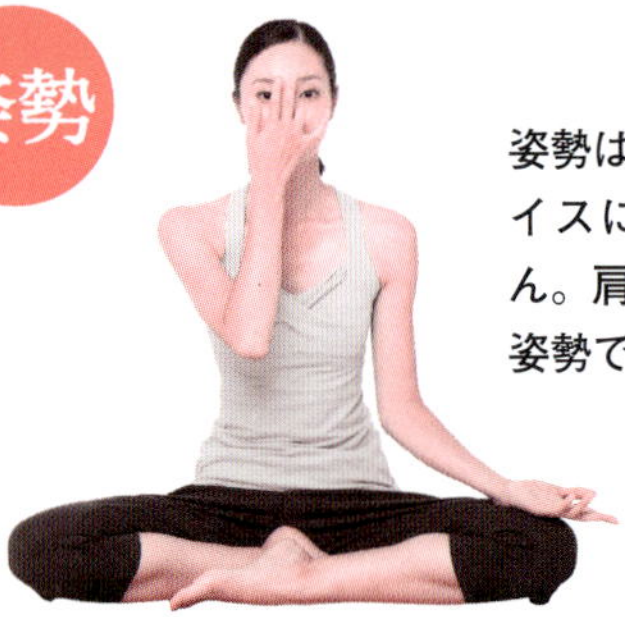

姿勢はあぐらでも、正座でも、イスに座るのでも構いません。肩の力を抜いて、ラクな姿勢で座りましょう。

1 右の鼻から息を吸って吐く

親指側からゆっくり息を吸って、そのまま吐く

右手の人さし指と中指を眉間にあてる

くすり指で左の鼻をふさぐ

2 左の鼻から息を吸って吐く

親指で右の鼻をふさぐ

くすり指をゆるめて、左の鼻から息を吸い、そのまま吐く。

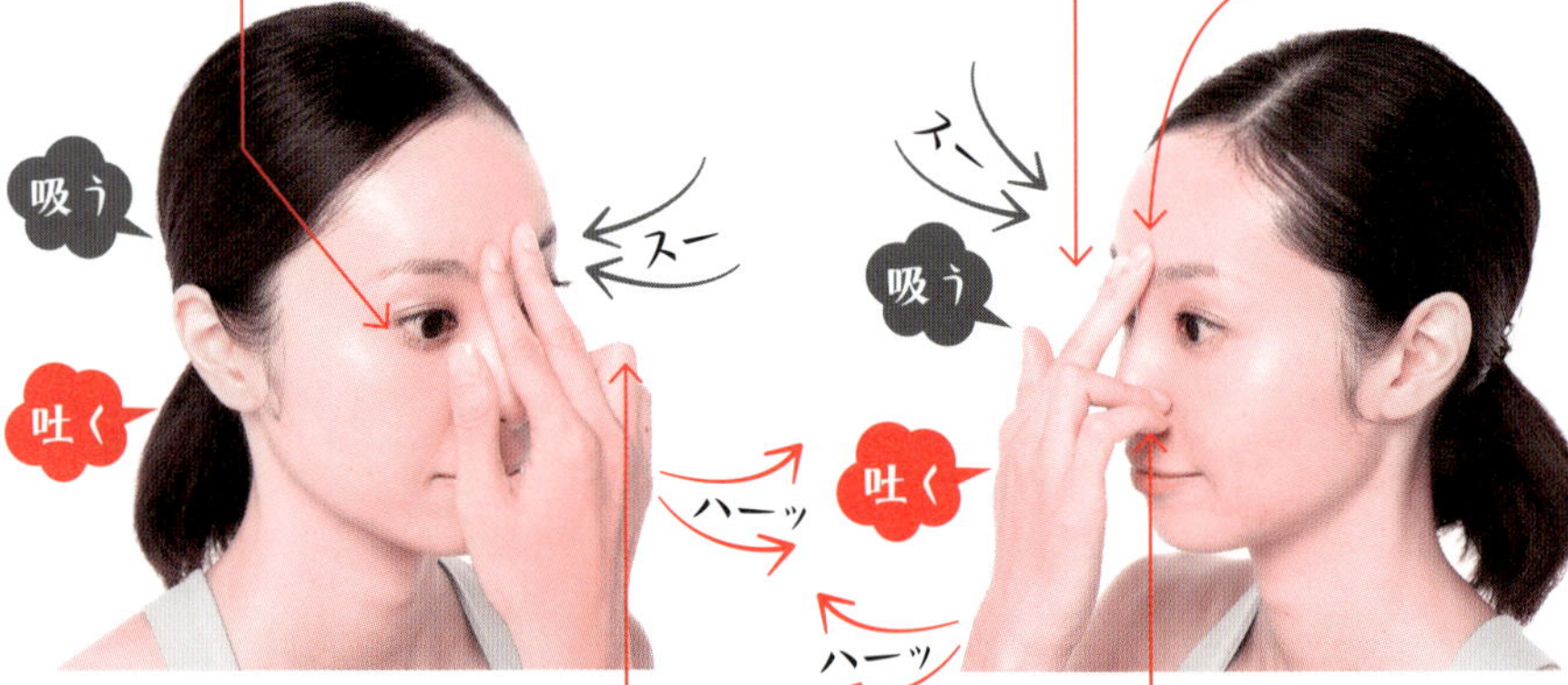

1と2を3セットくり返す

活力が出て、やる気がみなぎります

肛門呼吸

3～5セット

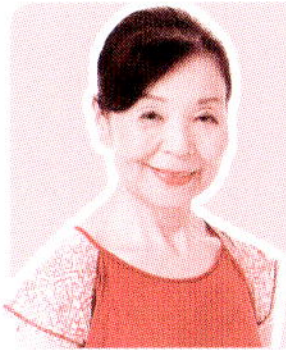

死んでしまうと、肛門が開いて全身から力が抜けてしまいます。逆に火事場のバカ力が出るときには、自然に肛門が締まります。肛門の力は生きる力。ここに力を入れられるようになれば、活力が出て、何事に対してもやる気が出てきますよ。

1 息を吐きながら肛門を締める

2 息を吸いながら肛門をゆるめる

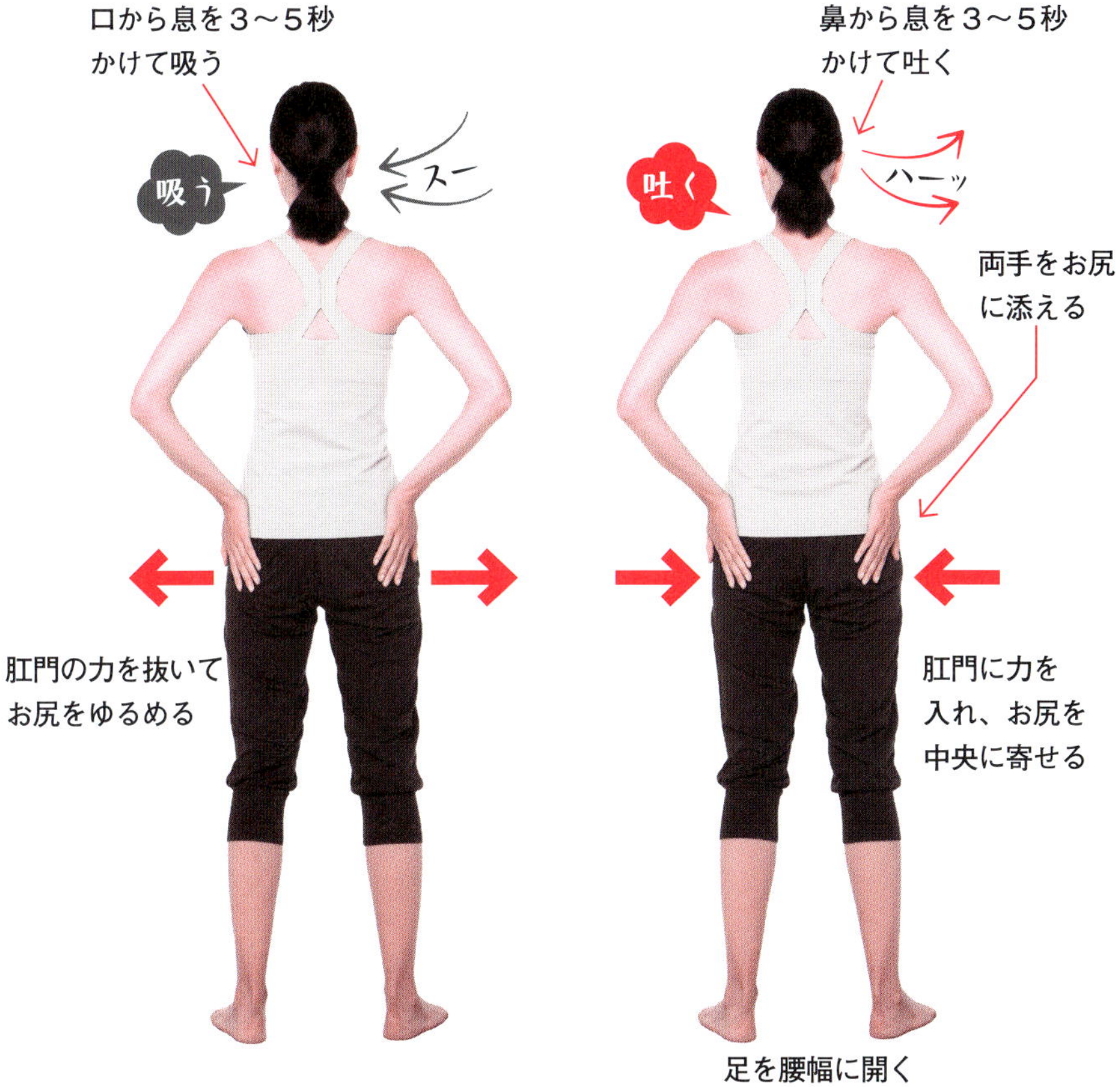
口から息を3～5秒かけて吸う
吸う
スー
肛門の力を抜いてお尻をゆるめる
鼻から息を3～5秒かけて吐く
吐く
ハーッ
両手をお尻に添える
肛門に力を入れ、お尻を中央に寄せる
足を腰幅に開く

1と2を3～5セットくり返す

Column

足裏押しを習慣にすると内臓の不調がよくなりますよ

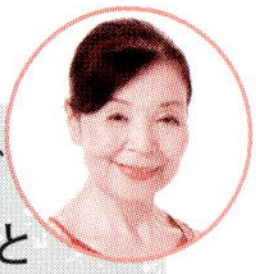

足裏のツボ押しマッサージを受けたことがあるかしら？　なければ自分の足の裏を親指で押してみましょう。誰でも痛いところがあると思います。それどころか、どこを押しても痛い！　なんて人もいるんじゃないかしら。それは重症ですよ。

足裏には内臓と関係の深い反射区といわれるところがあって、足裏の痛い場所は、そこに対応した内臓に不調があるサインだといわれています。でも、どこがどの内臓と関係があるのかを覚えるのは大変でしょ。だったら、足の裏なんてたった23cm前後しかないんだから、足の裏全体を両手の親指でよくもみほぐす習慣をつけましょう。はじめはかたくてかさかさしていた足裏が、ほぐすことを習慣にすると、赤ちゃんみたい（これは大げさ!?）にやわらかい足裏になるんですよ。すると歩くのもラクになるし、便秘や胃もたれが治ってくる人も多いんです。ぜひ、ヒマのあるときには足裏をもんでくださいね。

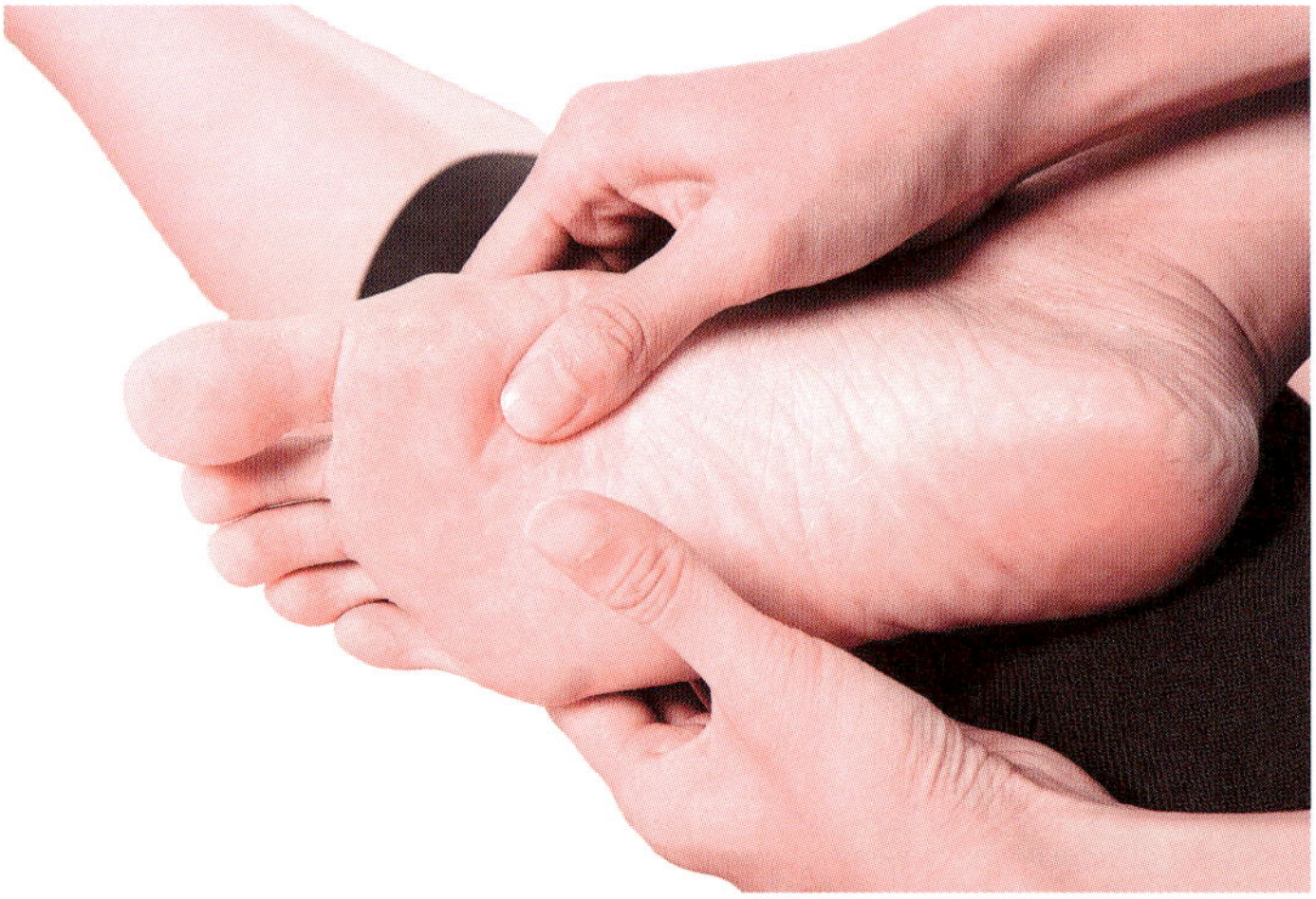

足を両手でつかみ、両手の親指を交互に動かしながら、足裏全体を強めの力でもみほぐします。かたい、痛いと感じる部分は少し念入りに押しましょう。

第2章

関節がやわらかければ
ケガをしませんよ

疲れているときこそ
やってみましょう

寝たきりにならないための簡単関節ほぐし

年とともにどんどんかたくなるのが関節。手首や足首をまわす習慣をつけるだけで、転倒防止はもちろん、脚や手のむくみが軽くなって歩くのがラクになります。股関節を開く体操をすると元気になるし、疲れているときこそやってほしい体操です。

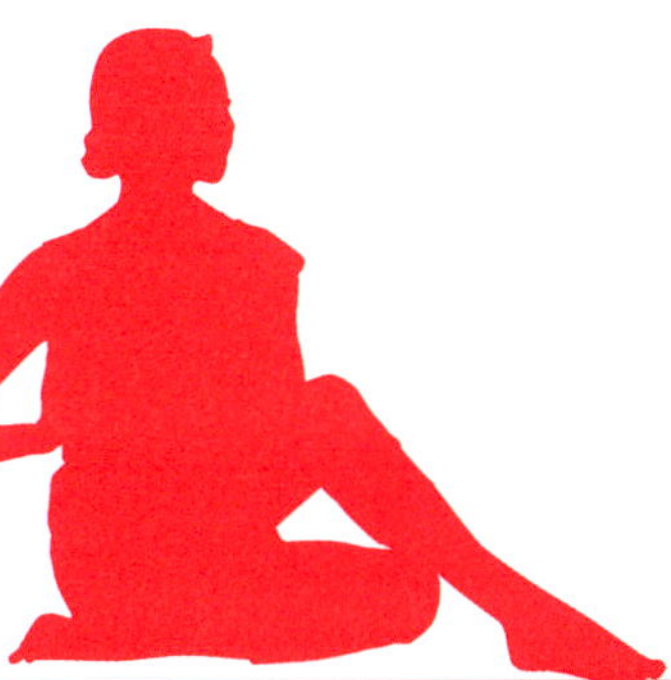

足首、手首が自由にまわせますか？
関節をやわらかくして
一生自分の足で歩きましょう

筋肉は使わなければ、かたくなり、力がなくなります。さらに、筋肉が弱くなると、とくに何層もの筋肉によって動かされている関節がかたくなり、動きが悪くなります。

私のまわりでも「骨折をしてから元気がなくなってしまって……」と言う人が多いんですよ。若い頃は、たかが手首の骨折かもしれないけど、年齢が上がってくると、手首の骨折って大変。手をついて体を支えることもできない。家事さえも不自由になる……。生活のちょっとした場面で不便を感じると、動くのがおっくうになるでしょ。このように、骨折が気力を失うきっかけにもなり、病気を引き寄せる原因にもなりかねないんですよね。**死ぬまで自分の足で歩こうと思ったら、関節をやわらかくすることはとても大事**。軽い転倒も関節さえやわらかければ、とっさに対処ができて、体を守れるでしょ。**そして、関節がやわらかいと所**

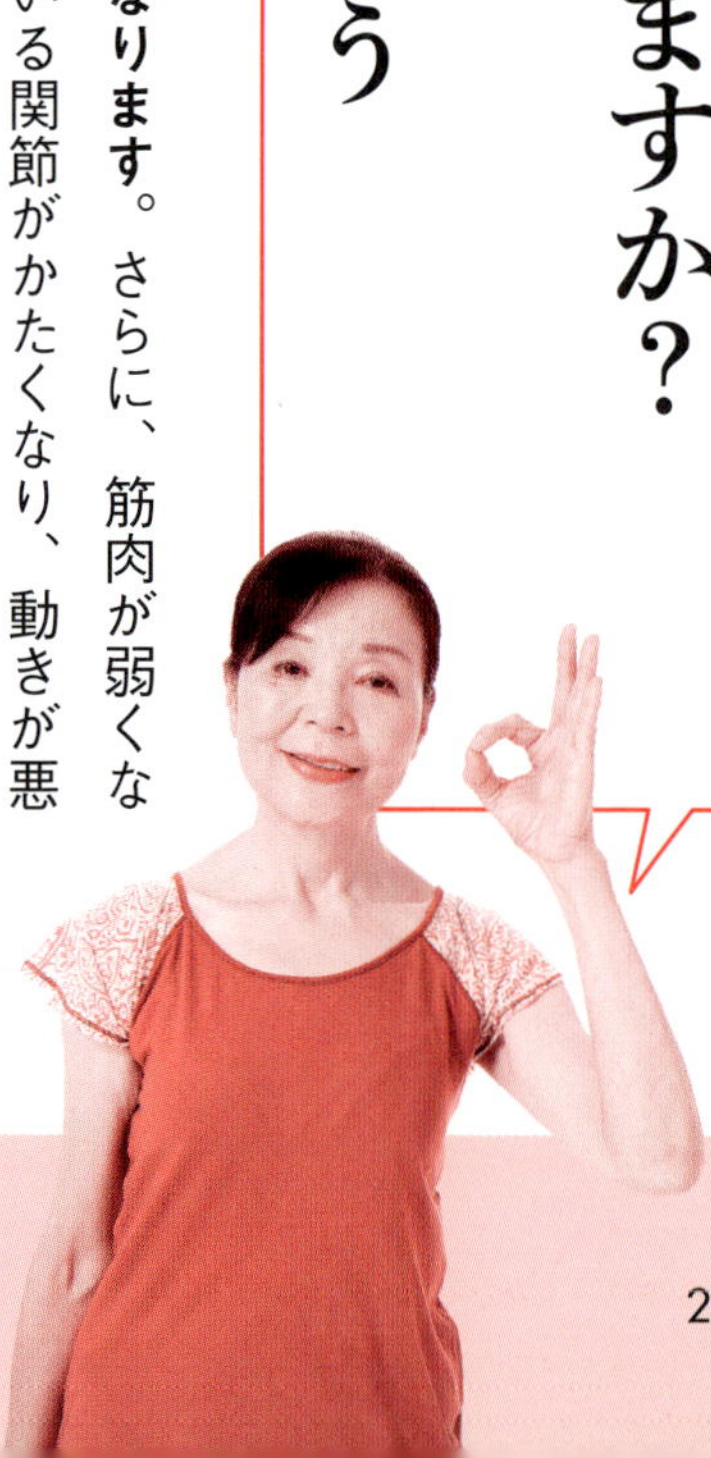

作もやわらかく美しくなるから、姿勢やふだんの動きが5歳も10歳も若々しく見えるんですよ。

また、関節は体の中の余分な水分や老廃物を外に排出するためのリンパ液を浄化する、リンパの集積所。関節の動きが悪いとリンパの流れが悪くなりますから、体に水分がたまってむくみの原因になります。

「脚がむくんで重くて、歩くのがつらい」という患者さんに、足首まわしをアドバイスしたら、それだけでむくみがとれて歩くのがラクになったと喜んでいましたよ。

さらに、関節がやわらかくなると血行もよくなります。夏でも冬でも手足が冷たく冷えている人がいますが、手首足首をやわらかくするだけで、体に血が巡ってポカポカしてきます。ぜひ寝る前に試してみてくださいね。

東洋医学では**〝首〟と名のつくところを冷やしてはいけない**、と言われています。知っていますか？　ここは気の出入りのポイントであり、〝冷え〟の入ってきやすい場所なんです。**手首、足首、首の関節をほぐすことは、体を温めることになり、ケガの予防とともに、免疫力を高めることにもなるというわけなんです。**

足首・手首がやわらかくなると疲れにくくなります
関節をほぐしましょう

できる範囲で動かして関節をほぐします。はじめは無理せず、毎日行っていれば、徐々に関節がほぐれて、体がやわらかくなってきますよ。

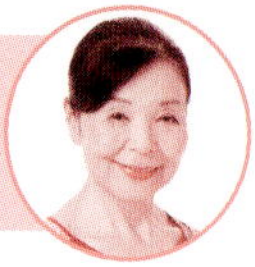

足首

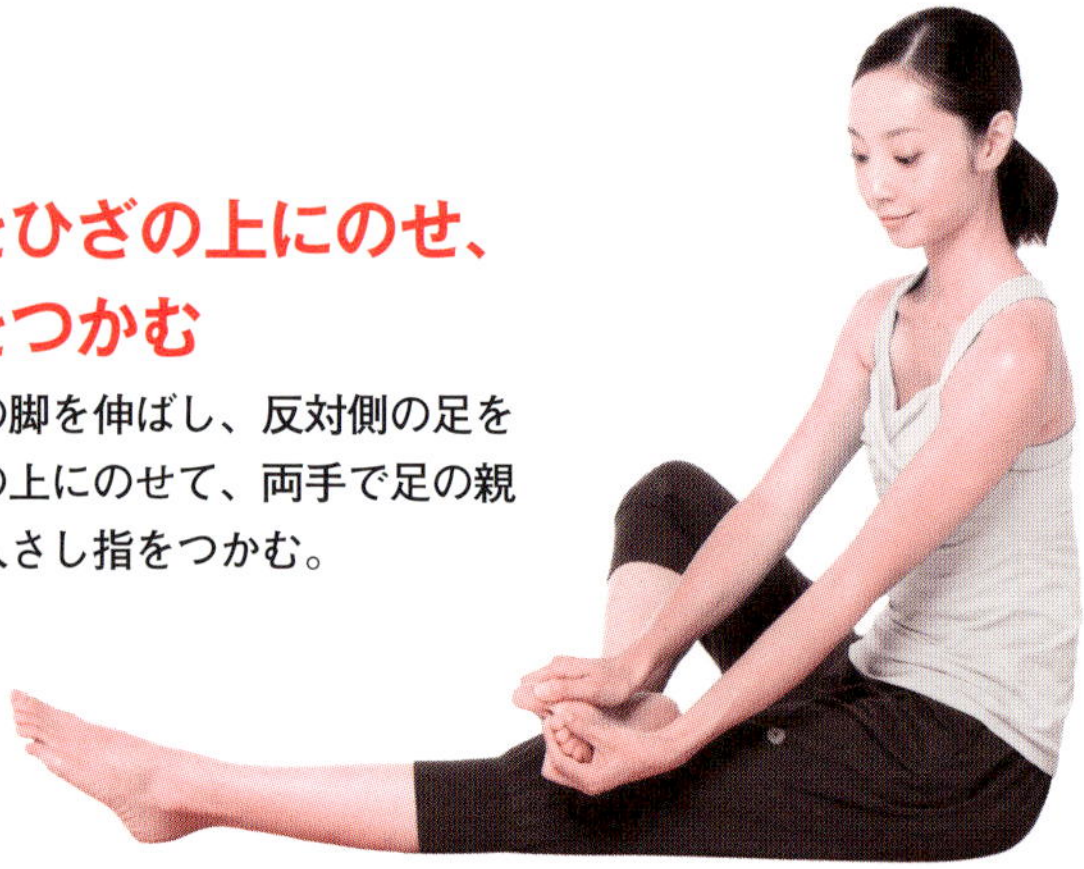

1 足をひざの上にのせ、指をつかむ

片方の脚を伸ばし、反対側の足をひざの上にのせて、両手で足の親指と人さし指をつかむ。

2 指を前後に倒し、指の間を開く

すべての指を前後に倒し、指の間を開いたり、閉じたりをくり返す。

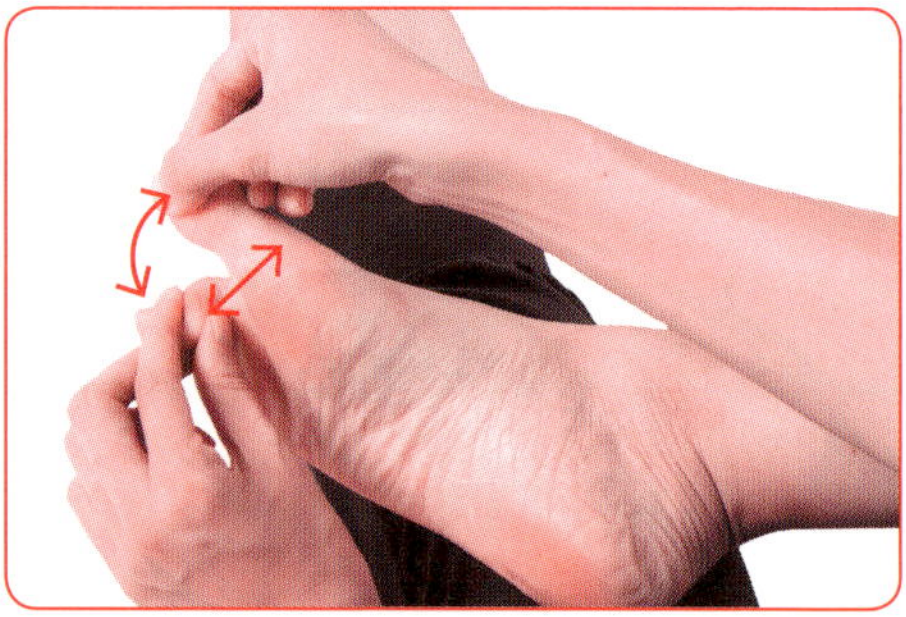

3 手と足の指を組んで足首をまわす

手の指と足の指を組んで、しっかり握る。足首を大きく右まわしと左まわし、それぞれ５回まわす。

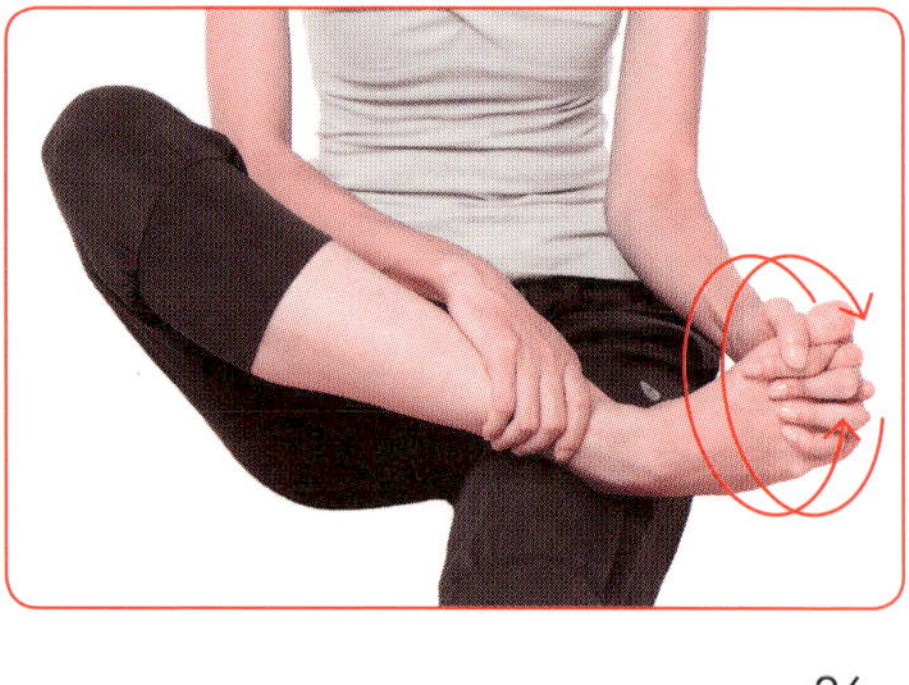

手首

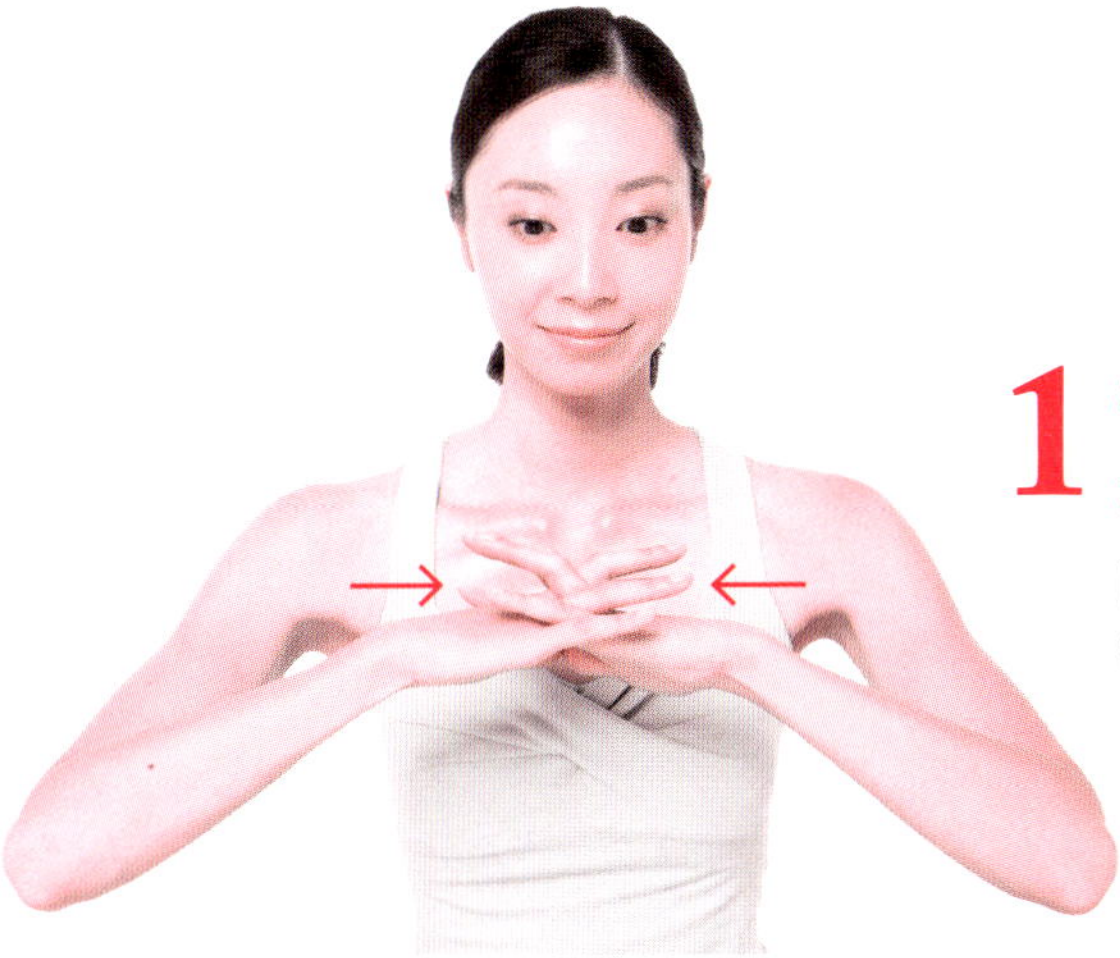

1 指のつけ根を押し合う

両手を組んで、左右の指のつけ根を５秒押し合ったら、１度ゆるめる。これを３回行う。

2 右手の親指で左手のひらをもむ

両手を組んだまま、左手のひらを上に向け、右手の親指で左手の手のひらを押しもむ。左手が温かくなってきたら、右手も同様に行う。

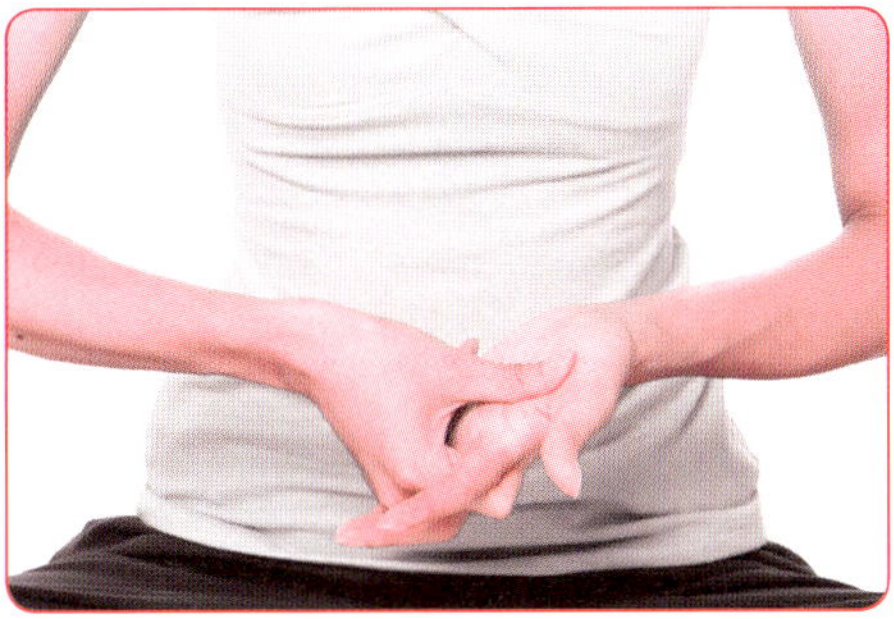

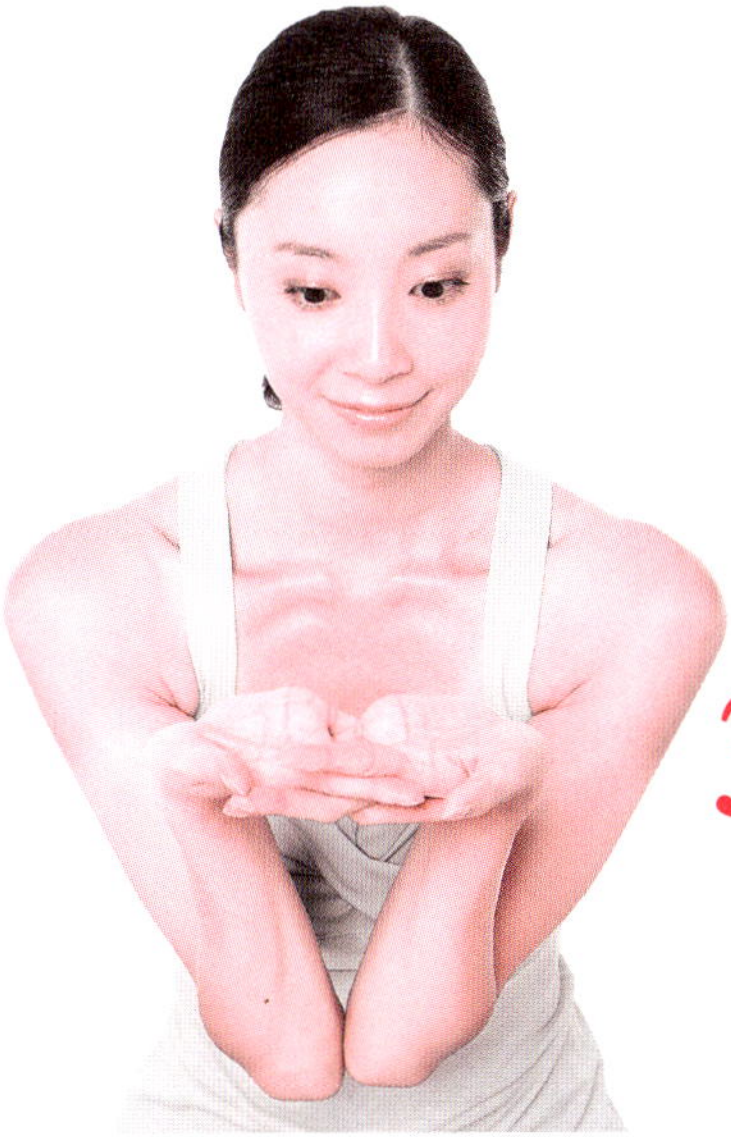

3 組んだ手を返して、手のひらを伸ばす

組んだ両手を、手のひらが天井を向くようにひっくり返してひじをつけ、手のひらを伸ばして５秒キープ。

4 手首を大きくまわす

手首の力を抜いて、外まわしに5回、内まわしに5回、大きくゆっくりとまわす。

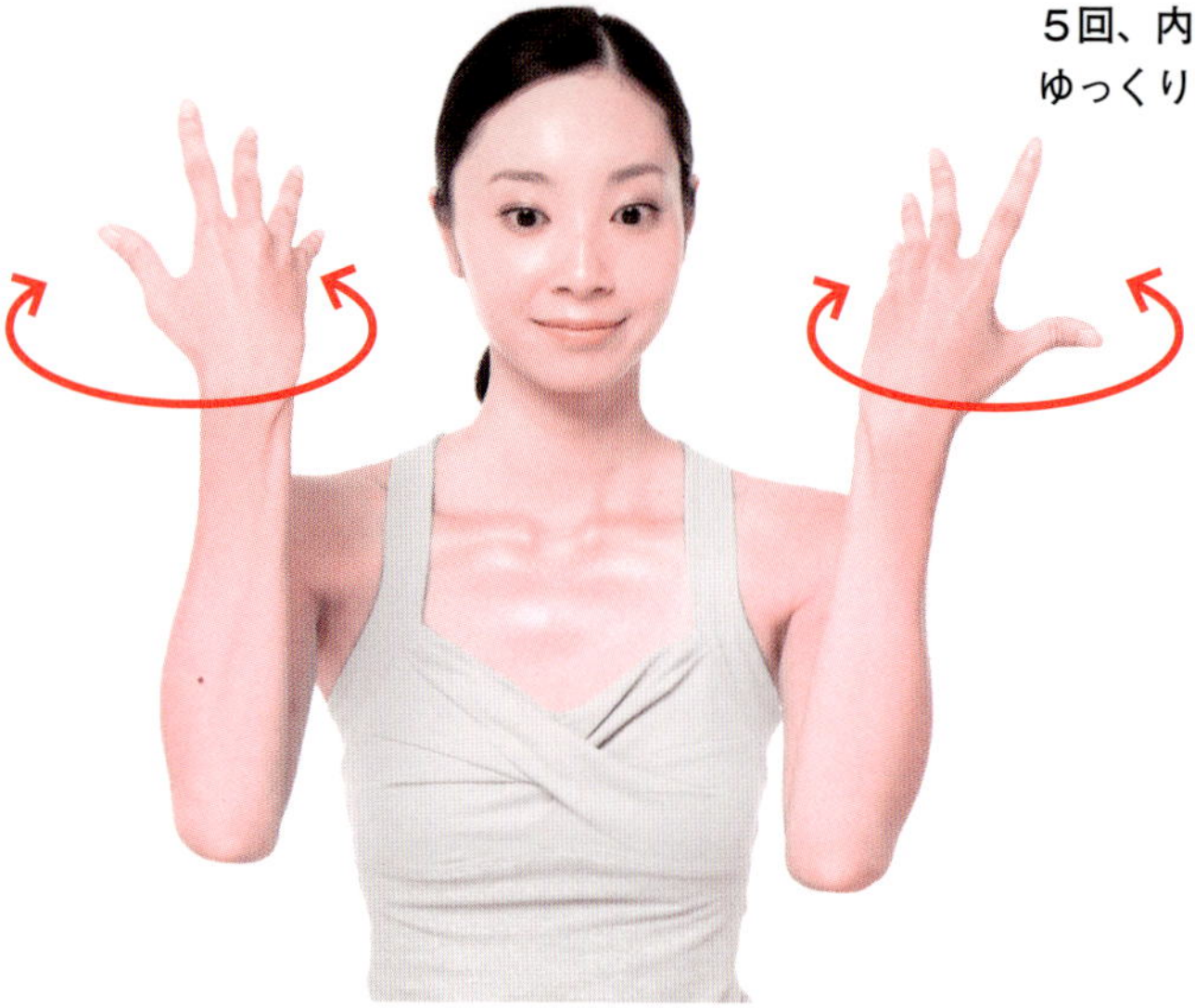

5 肩こりのツボ・合谷《ごうこく》を押す

左手の親指と人さし指がつながる筋肉を、右手の親指と人さし指ではさんで、息を吐きながら5秒かけて押す。ここは合谷というツボで、手の冷えや肩こり、便秘、腕の疲れに効果がある万能ツボの一つ。反対の手も同様に。

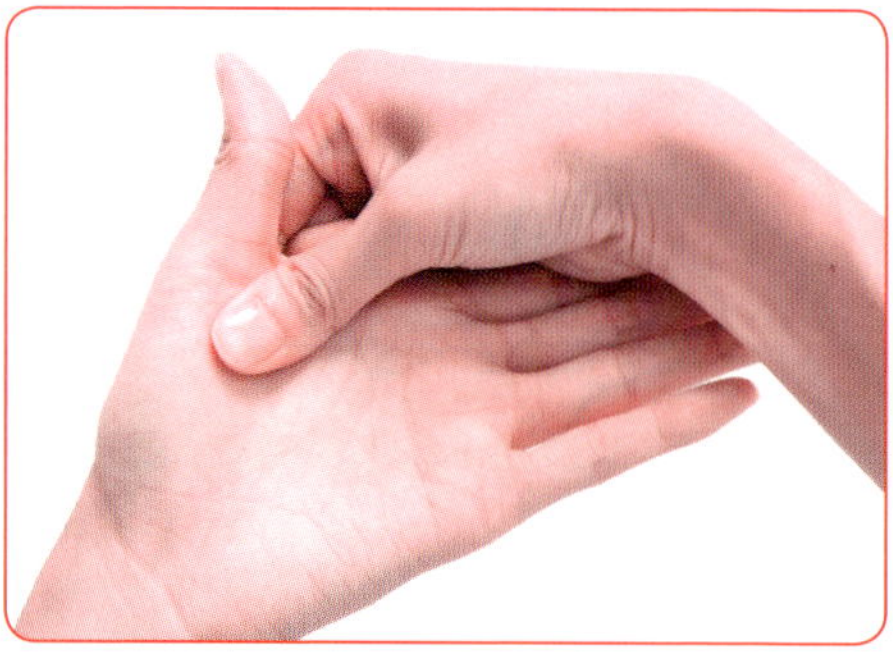

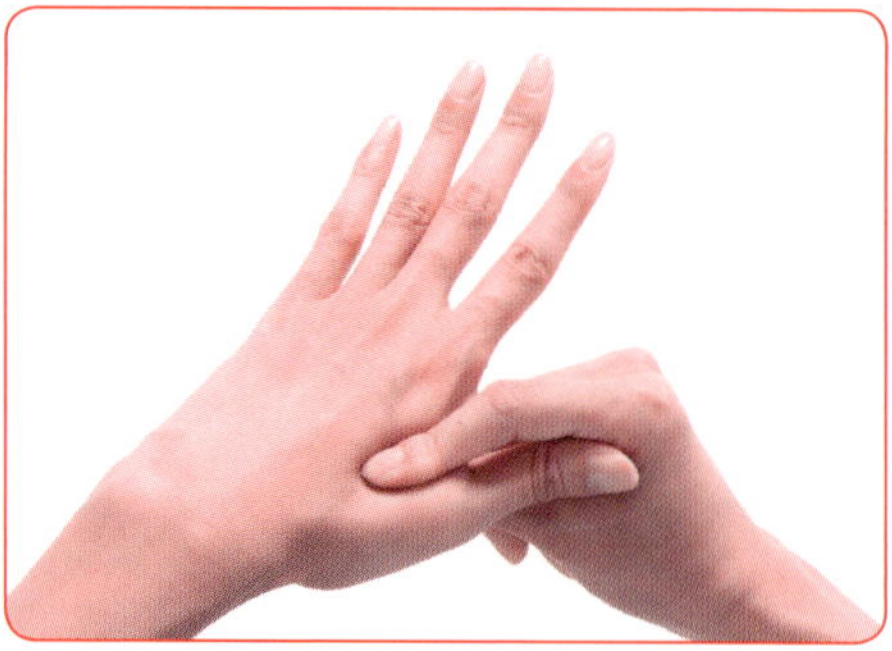

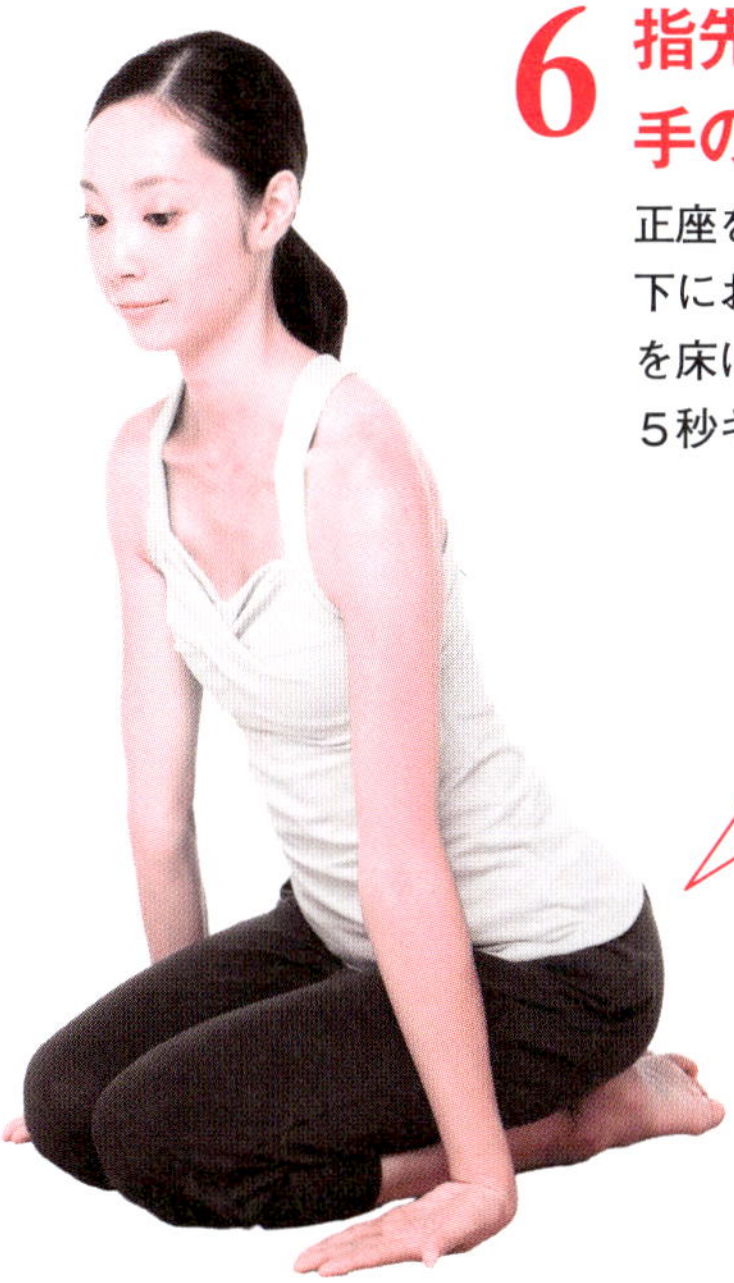

6 指先を前にして手の甲を床につける

正座をしたら、両手を肩からまっすぐ下におろし、指先を前に向けて手の甲を床につけ、手首の後ろ側を伸ばす。５秒キープ。

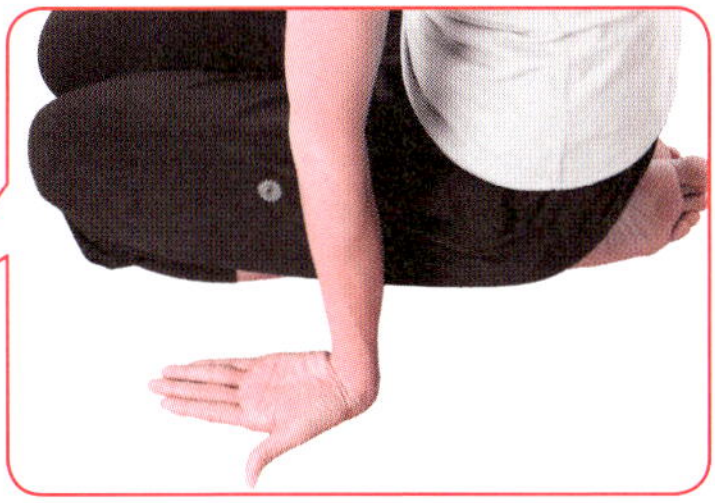

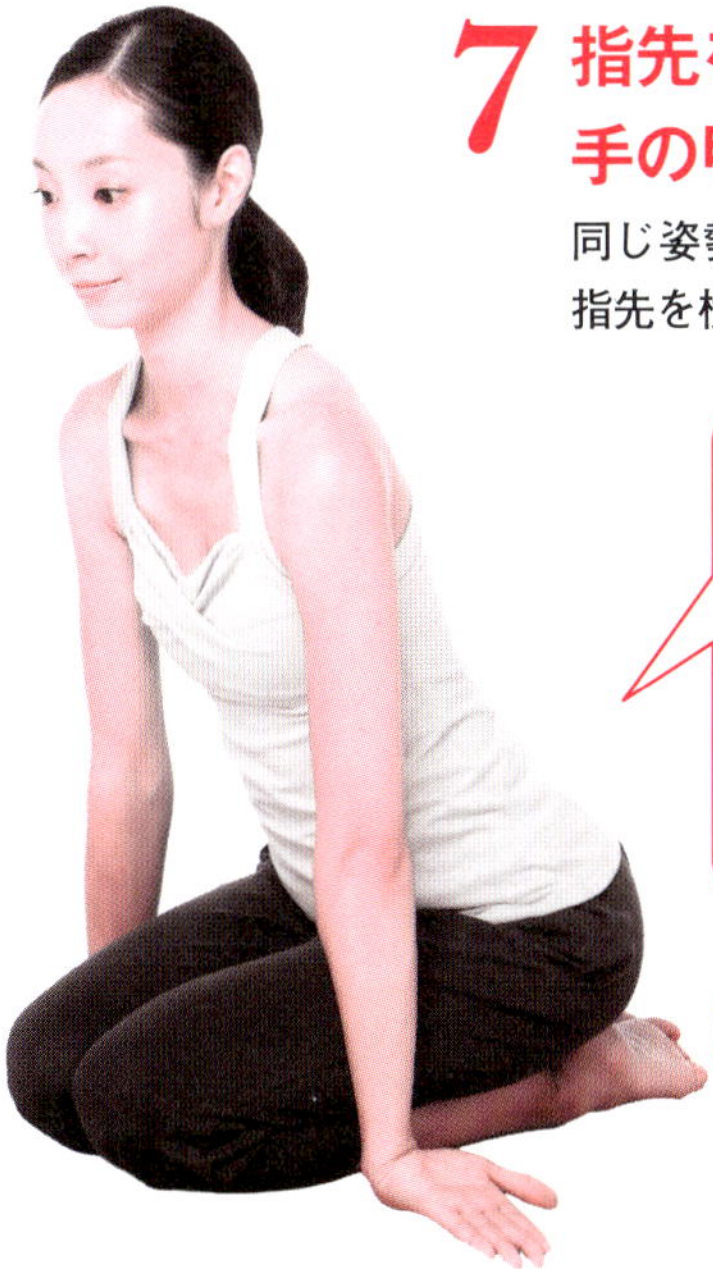

7 指先を横に向けて手の甲を床につける

同じ姿勢のまま、手の甲を床につけ、指先を横に向けて５秒キープ。

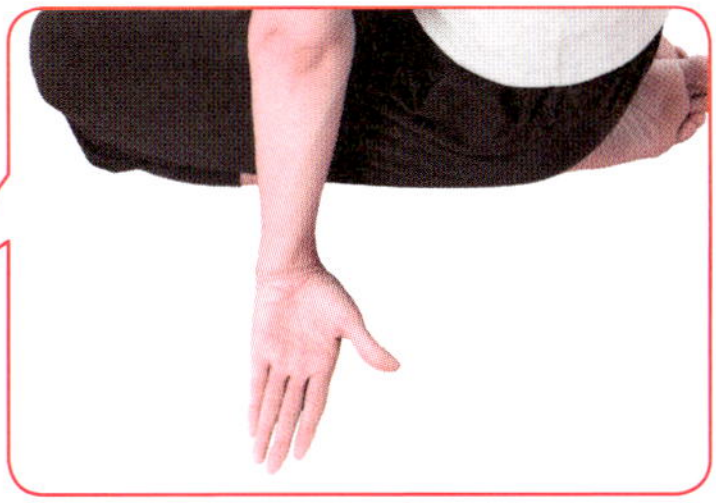

照ちゃんアドバイス

手の甲がピッタリとつかなくても大丈夫。だんだんつくようになりますよ

Column

目と頭が疲れてきたらこめかみと首の後ろをほぐしましょう

本やパソコンを長時間見ていたり、考えごとをして、頭がピリピリしたり、目の疲れを感じたときに即効性のあるツボ押しと体操ですよ。疲れたら、試してみてくださいね。目がよく見えるようになりますよ。

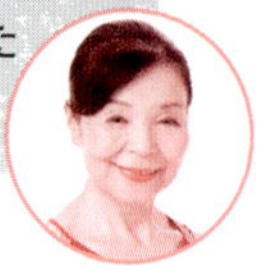

頭

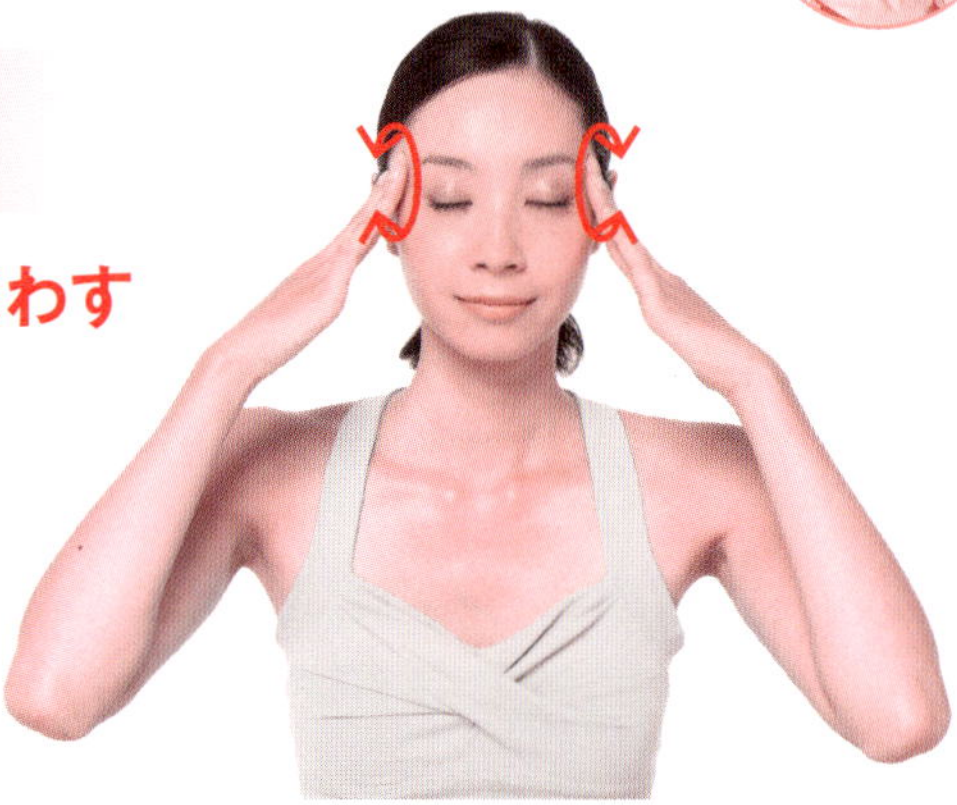

こめかみを押しながらまわす

両手の指でこめかみをやさしく押しながら、前から後ろ、後ろから前にゆっくりと5回ずつまわす。

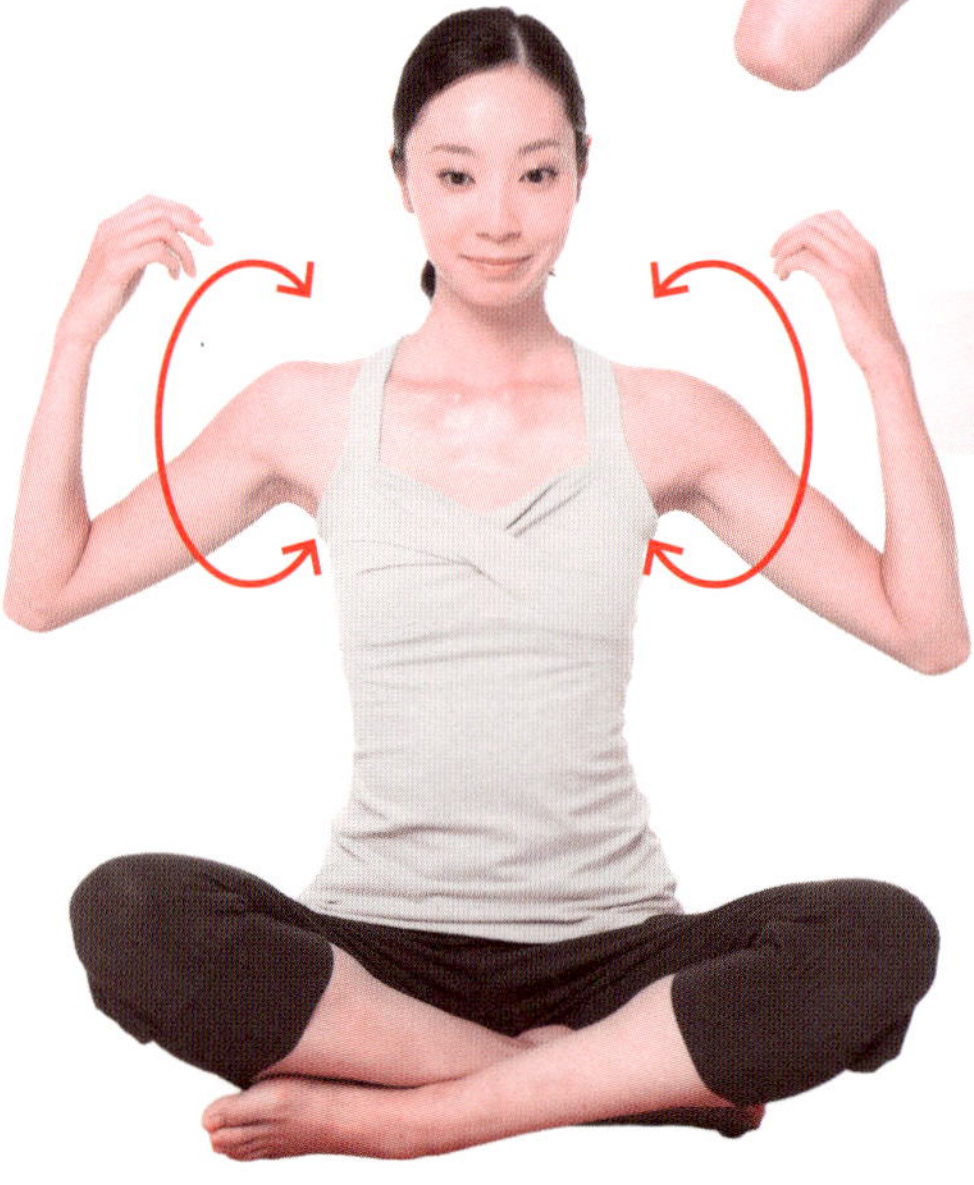

肩

肩を大きく前後に5回まわす

ひじを軽く曲げる。肩甲骨を寄せたり、開いたりするイメージで、肩甲骨から肩を大きく前後に5回ずつまわす。

首

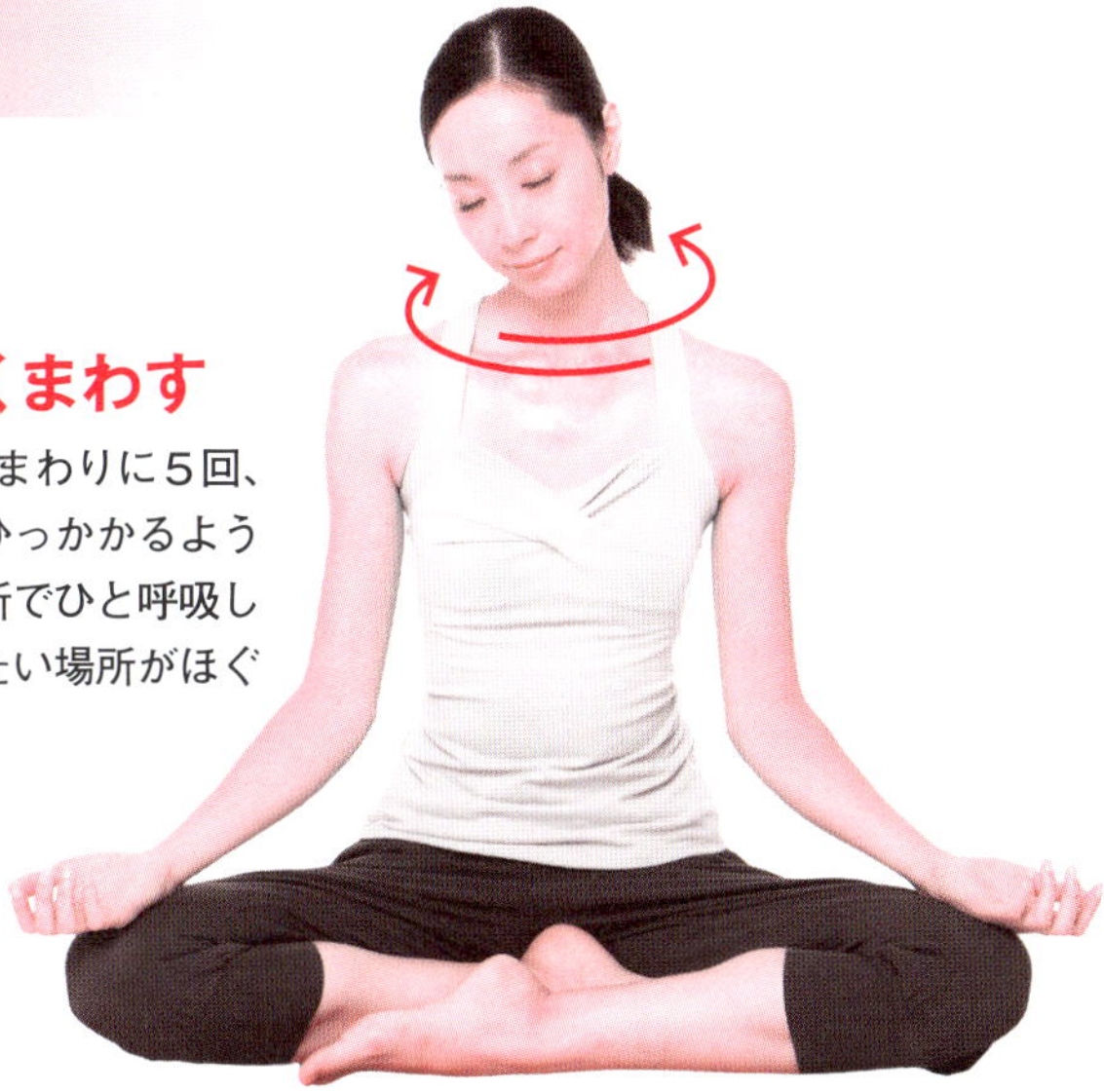

首を左右に大きくまわす

首の力を抜いて、大きく右まわりに５回、左まわりに５回まわす。ひっかかるような場所があれば、その場所でひと呼吸して少しとめていると、かたい場所がほぐれる。

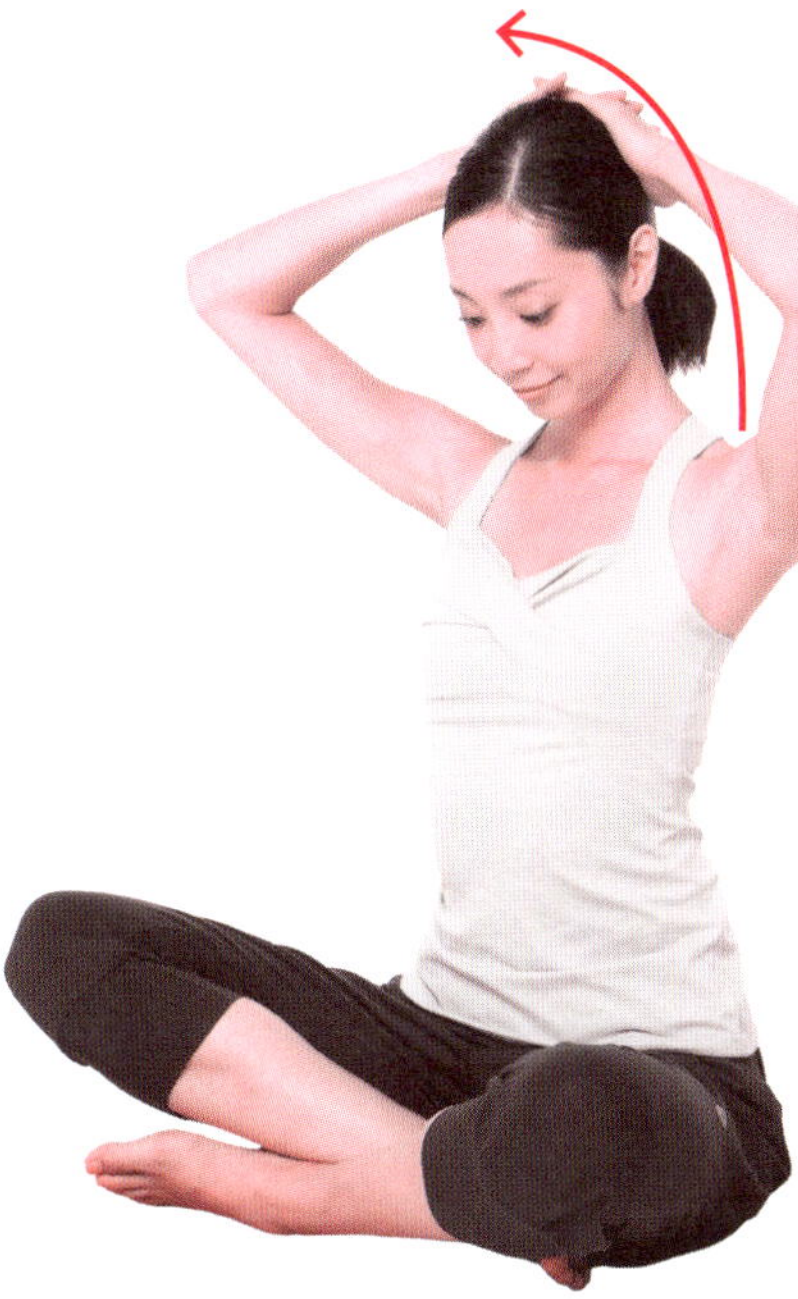

首の後ろを伸ばす

両手の重みを頭にかけながら頭を前に倒して、首の後ろ側を伸ばす。３〜５秒を目安に伸ばしたら、元に戻す。

Column

腰をほぐしておけば 腰痛になりません！

腰痛に悩んでいる人はとても多いですよね。腰痛もちの人の多くは腰の筋肉がとてもかたくなっています。そして、そのかたい筋肉のまま体を動かすので、さらに腰痛がひどくなってしまうんですね。ですから、ふだんから腰まわりの筋肉をほぐしてやわらかくしておくことが大事。ぜひうつぶせになったときに、このお尻たたきをやってみましょう。終わった後は腰から脚が軽くなりますよ。

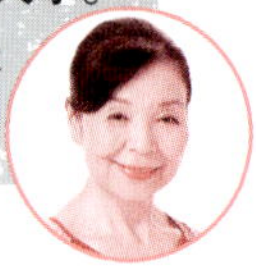

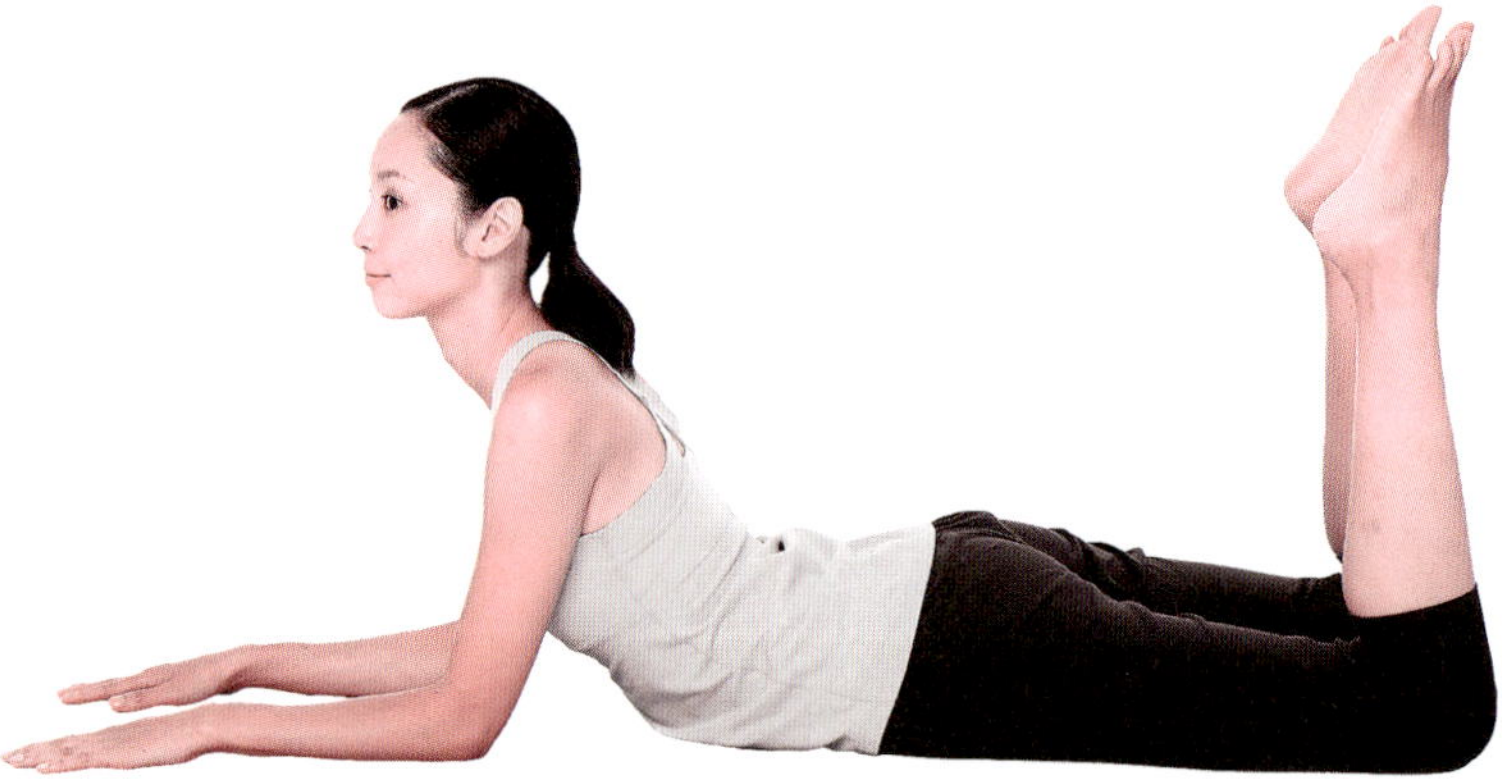

1 うつぶせになり、ひじで体を支える

うつぶせになり、両ひざを曲げる。
ひじで体を支えて、上体を少し起こす。

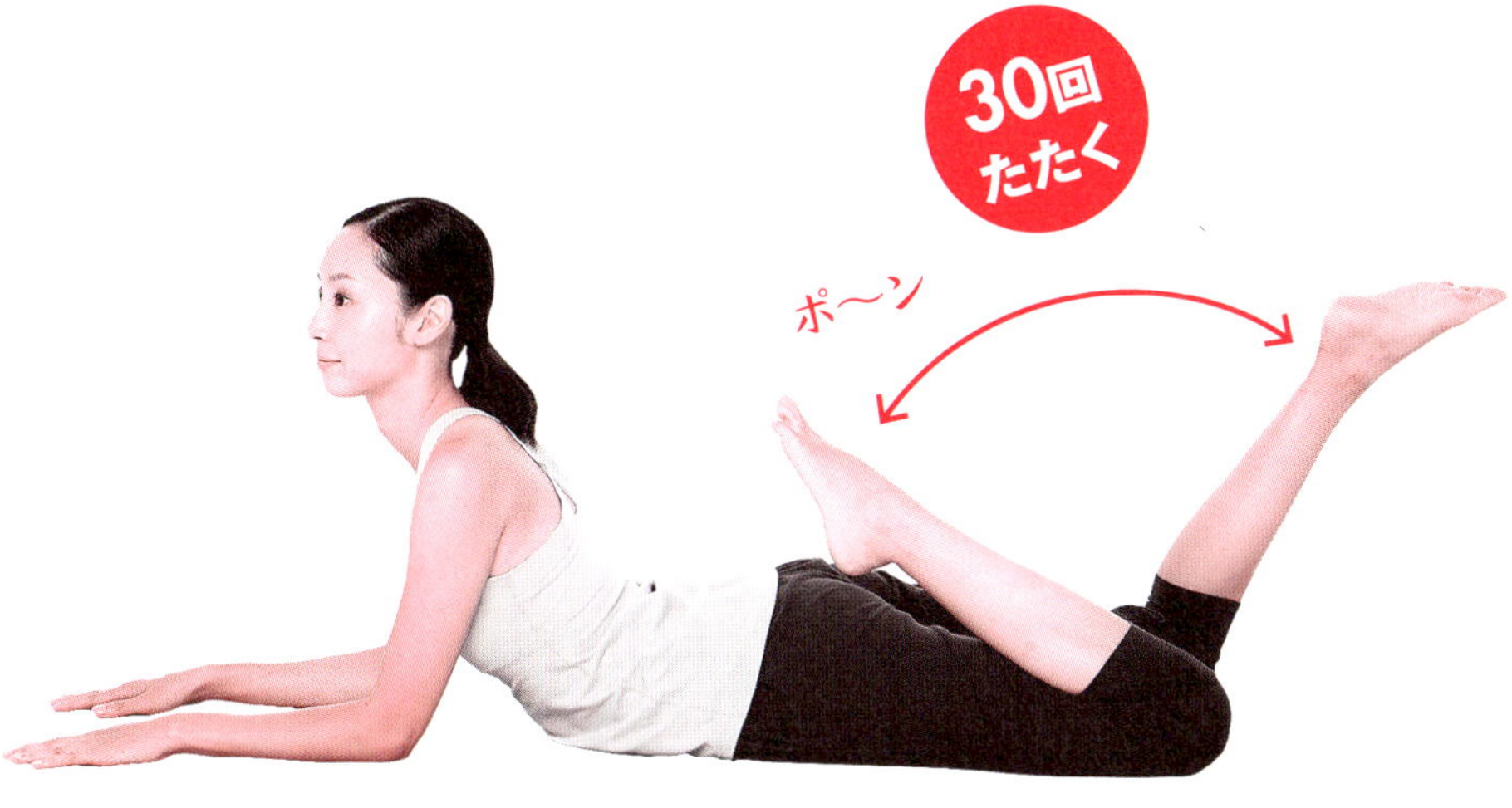

2 ひざを交互に曲げて お尻をたたく

ひざを交互に動かしながら、かかとでポ〜ンとお尻をたたく。はじめは届かなくても大丈夫。腰と太ももの裏側の筋肉がほぐれるとお尻をたたけるようになる。30回を目指してひざを交互に曲げてお尻をたたく。

股関節をやわらかくすると、「腎」が強まり〝ぴんころ〟で大往生できますよ！

開脚をして体を前に倒すことができますか？

これができると、できないとでは、**生きる力が違う**んですね。「生きる力」とは、簡単に言ってしまうと、今流行っている「ぴんころ」（健康で長生き＝ピンピンして、寝込まずにコロッと亡くなることなんだそうですね）で大往生できること。「照ちゃん寝てるの？」と言われ、周りの人が気づいたときには笑ったまま往生していたら、こんな幸せな人生ってないですよね（笑）。そのためにも、死ぬ瞬間まで生きる力があることが大事なんです。

股関節を開いて体を倒すと、太ももの内側の筋肉が刺激されます。ここには東洋医学でいうエネルギーの通り道・経絡の中でも「腎」経が通っているんですね。「腎」は、パワーを司る経絡。「腎」の気が落ちると、免疫力が落ち、さまざまな病気にかかりやすくなるといわれています。だから、**股関節が開くかどうか**

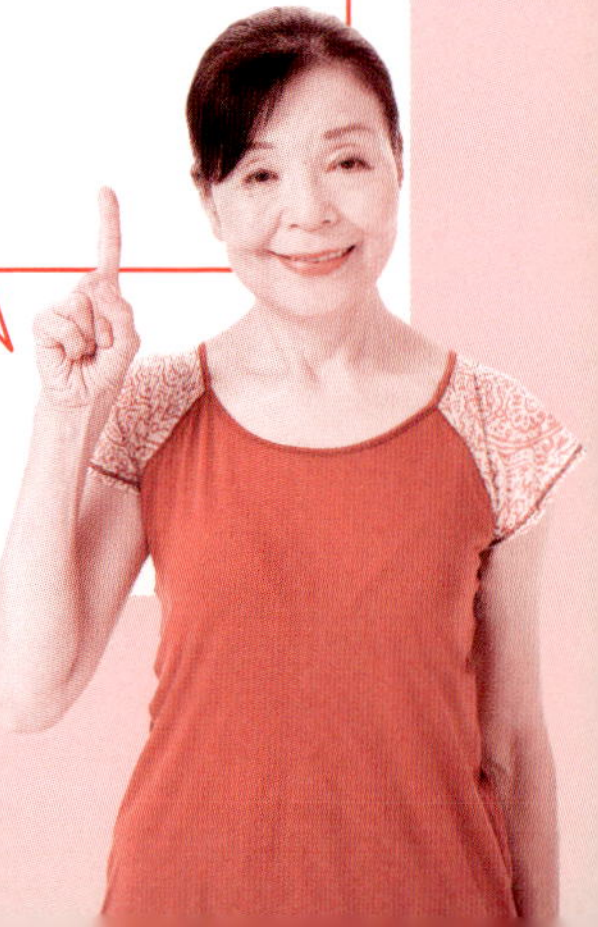

は、健康のバロメーターでもあるんですね。

最近は、イスに座った生活が増えているために、若くても股関節が開かない人が多いんですよ。うちの娘にも「開脚をしなさい」とよく声をかけていますが、私より全然かたくて体が前に倒れず、悲鳴を上げています。だから若い人に、草食系といわれる「パワーがない人」が増えているんじゃないかしら。

さて、股関節を開く開脚で大切なのは、太ももの内側をしっかりと伸ばすこと。はじめは脚を開くと、ひざが浮いてしまうかもしれませんね。それでも大丈夫。脚の開きを少し狭めて、股関節を意識しながら、太ももの内側を伸ばすように意識してみてくださいね。ここに筋肉がつくと、歩くのがとてもラクになります。もちろん、とっさの転倒防止にもなりますしね。ひざが伸びて、体の土台になる脚がしっかりすれば、**姿勢がよくなり、気になる下腹もへこんできますよ。**

股関節を開くという、こんな簡単な体操で体にいいことばかりが起きるんです。とても簡単でゆる〜い体操ですから、テレビを見ながら、新聞を読みながら、ぜひやってみてください。私はいつも開いた両脚の間に新聞を置いて、両ひじをつきながら新聞を読むのが習慣です。**みなさんも生活の中に開脚を取り入れて、命あるかぎりパワフルに過ごしましょうね。**

内ももがほぐれると体に力がわいてきます

あぐらでゆらゆら

30秒

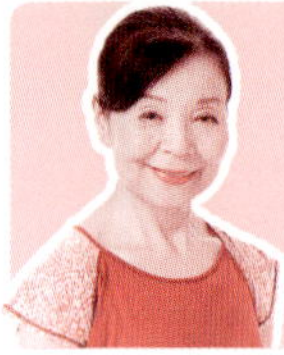

太ももの内側がかたくなると、あぐらをかくのも大変。深くひざを曲げなくても足裏を合わせて、左右にゆらゆら体を動かして。内ももの筋肉がほぐれて股関節がやわらかくなってきます。ゆりかごになった気分でリラックスですよ！

1 あぐらをかいて左右に体をゆらす

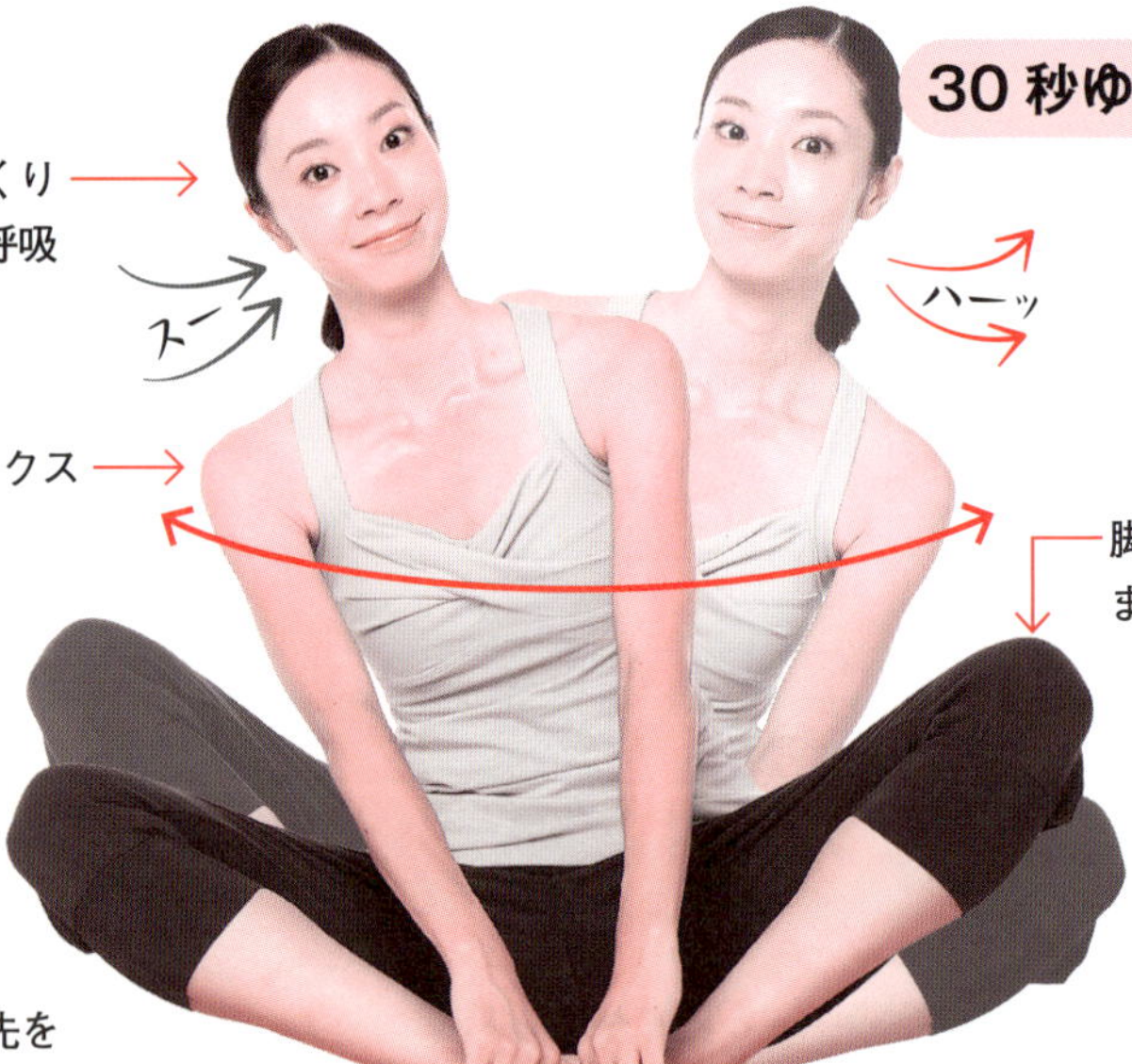

30秒ゆらゆら～
ゆっくり自然呼吸
スー
ハーッ
肩はリラックス
脚は開くところまででOK
両手でつま先をつかむ
足裏を合わせてあぐらをかく

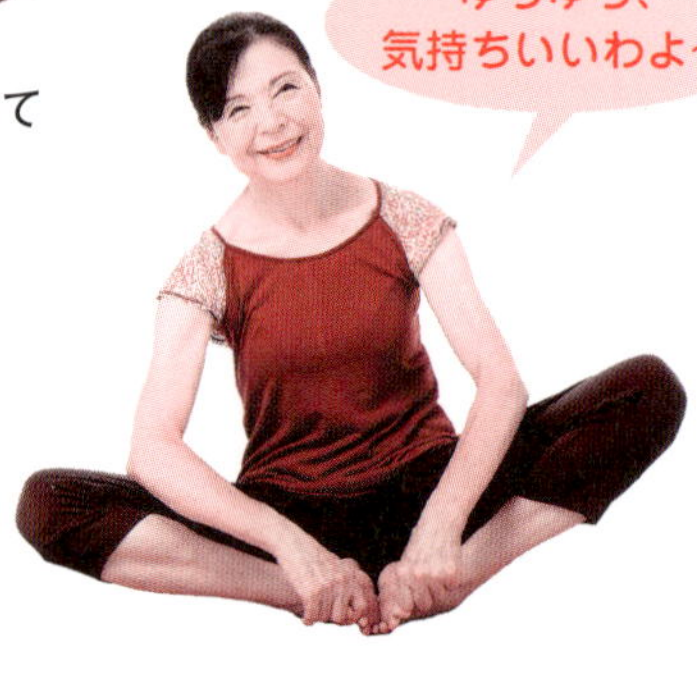

ゆらゆら、気持ちいいわよ～

肩まわりの筋肉をほぐして肩こり予防

かめのポーズ

10~30秒キープ

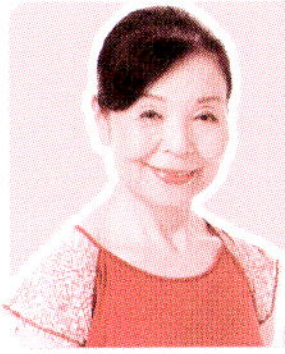

足裏を合わせてあぐらをかいたら、かめのように背中を丸めて、両手を脚の間から出します。肩のまわりが伸びきったなと感じたところで、キープ。10秒からはじめて、30秒キープできるようになったら肩こりがラクになっているはずよ。

1 あぐらをかいてふくらはぎの下から手を出す

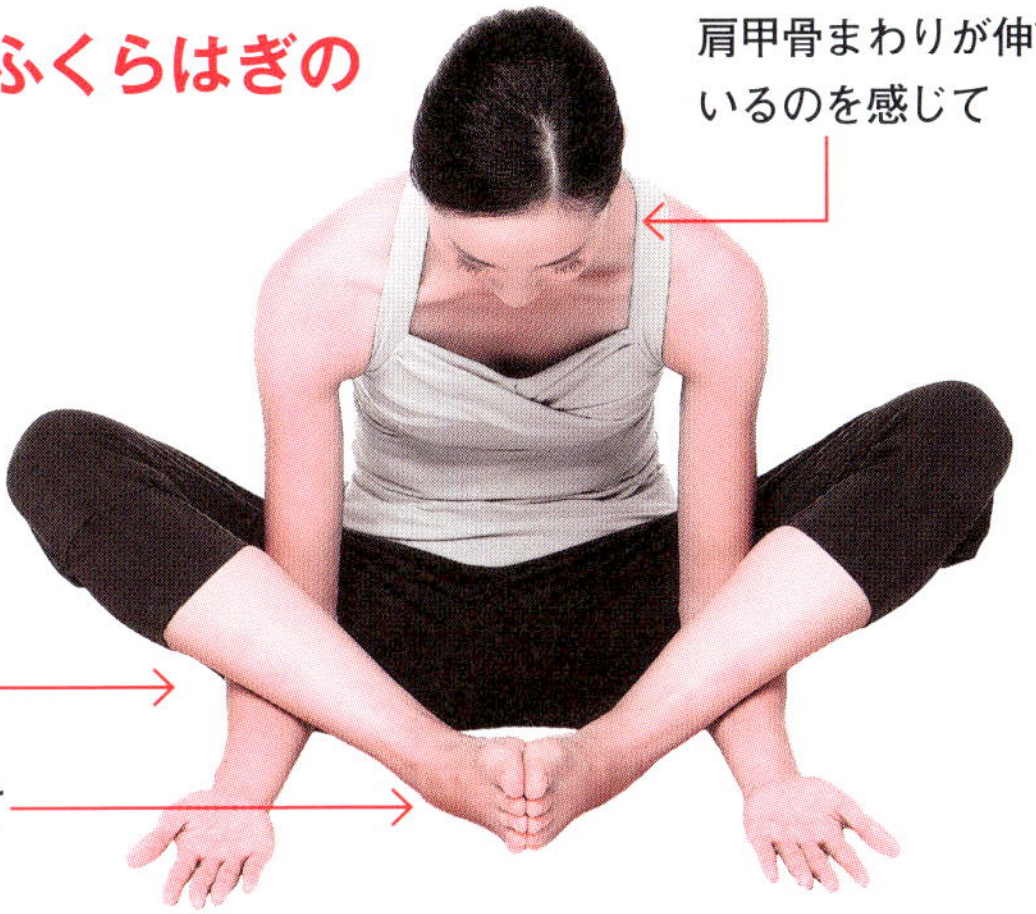

肩甲骨まわりが伸びているのを感じて

手のひらを上に向けてふくらはぎの下から手を出す

足裏を合わせてあぐらをかく

自然呼吸で 10 ~ 30 秒キープ

2 あぐらをかいて両手を外から内に入れる

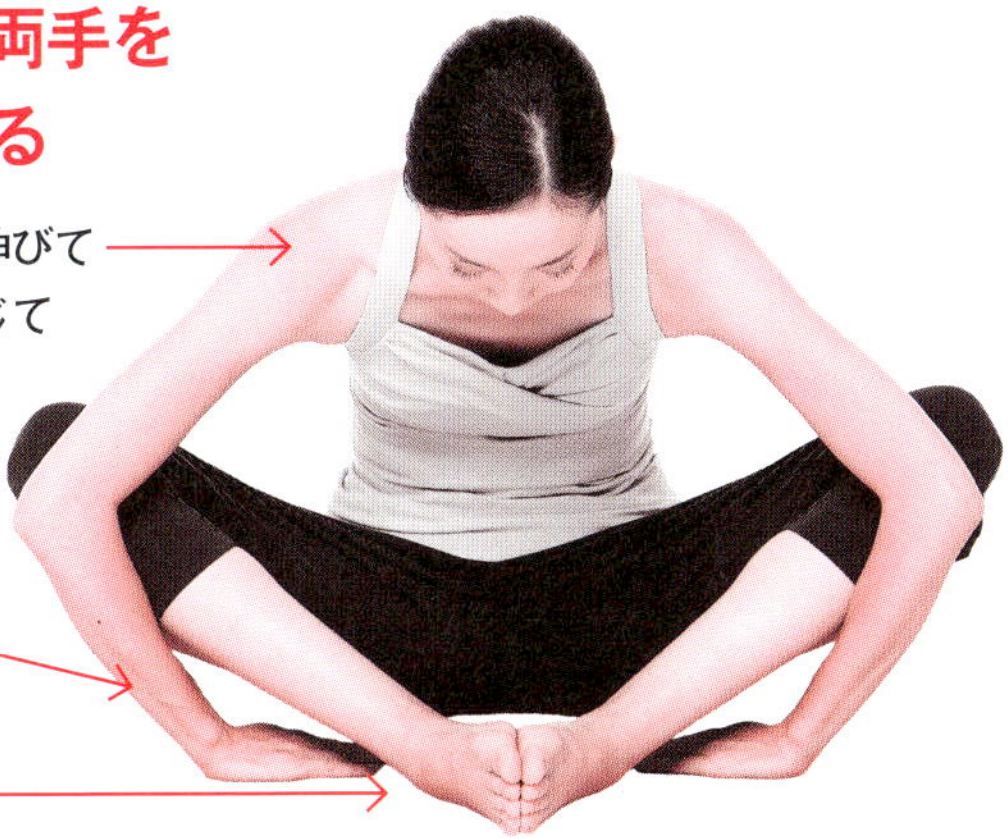

肩の外側が伸びているのを感じて

外側から股に向かって両手を入れる

足裏を合わせてあぐらをかく

自然呼吸で 10 ~ 30 秒キープ

脚のむくみがとれて軽くなります

片ひざ曲げ前屈

10~30
秒ずつ

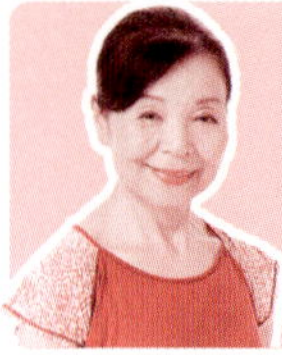

片側のひざだけ曲げて、太ももの内側を左右順番に伸ばしますよ。体を倒すときは息を吐きながら、そのままキープするときにはゆっくりと自然呼吸をしましょうね。太ももの内側が伸びているのを感じてくださいね。

1 片側のひざを曲げて 両手を床につく

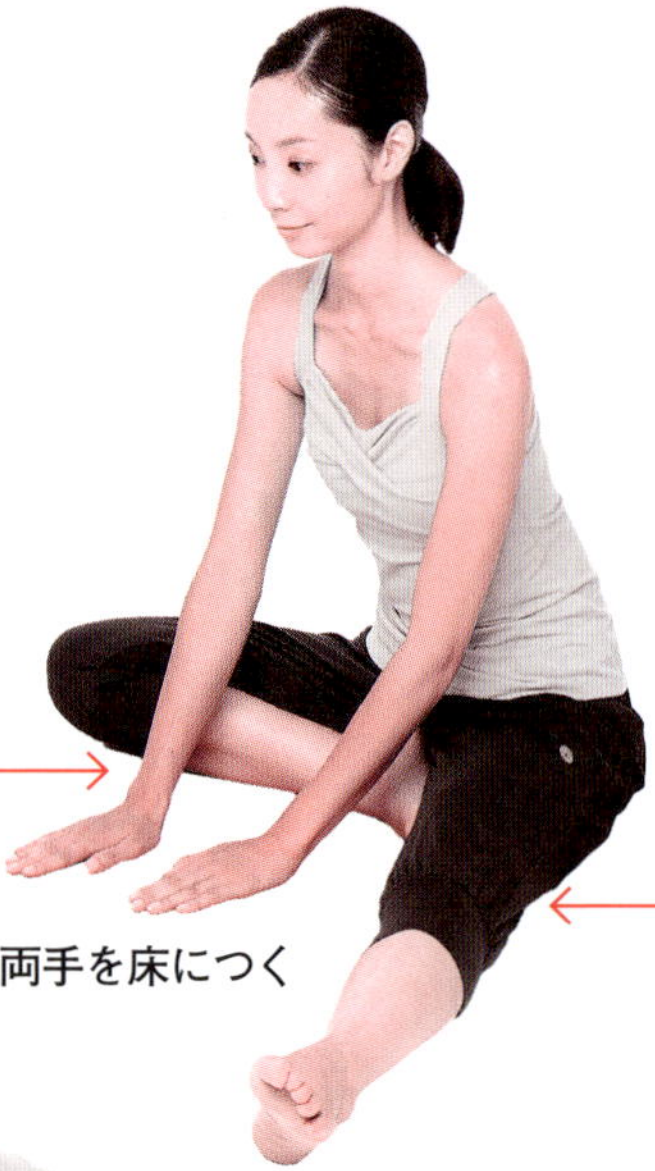

片側のひざを曲げて
足裏を反対の太もも
につける

反対の脚は
伸ばす

両手を床につく

2 上体を前に倒す

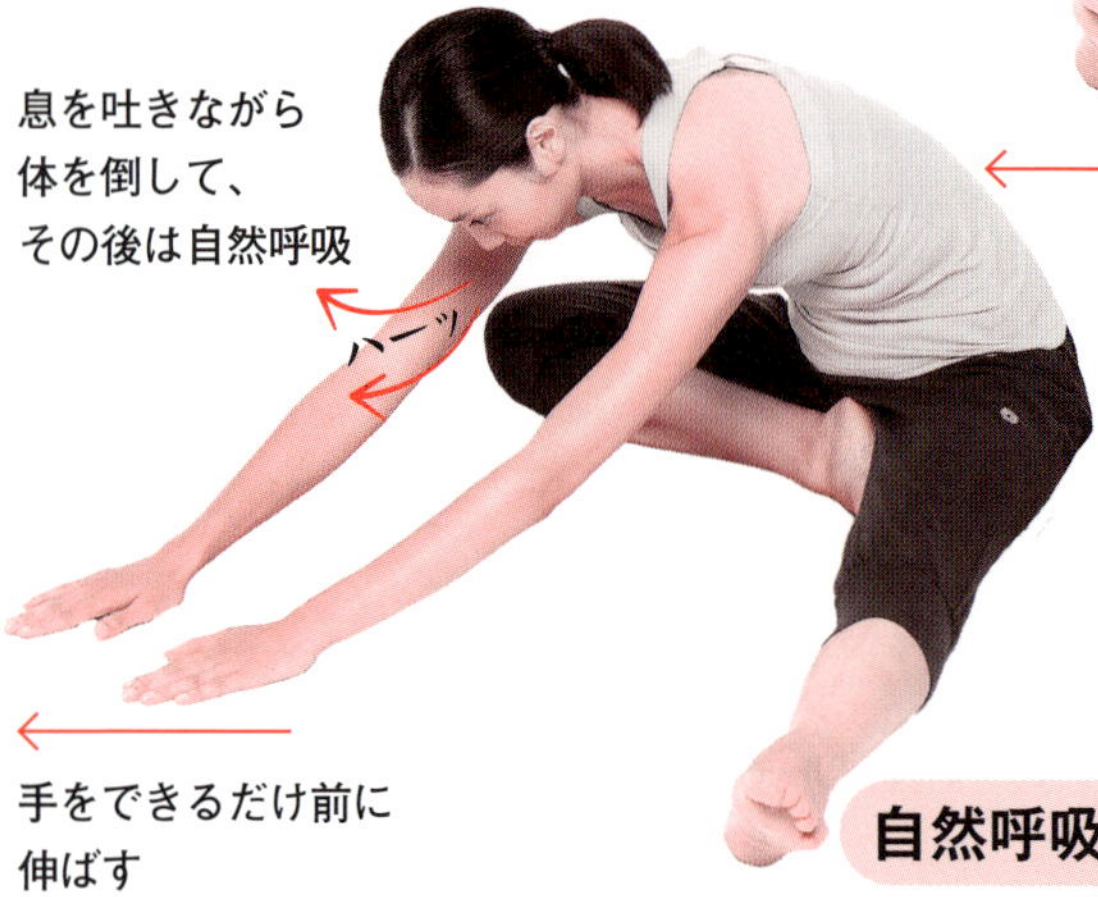

息を吐きながら
体を倒して、
その後は自然呼吸

背中は丸めない
ように注意

手をできるだけ前に
伸ばす

自然呼吸で 10 ~ 30 秒キープ

曲げる脚をかえて同様に

腰のだるさがとれて腰痛予防に！

開脚前屈

10~30秒

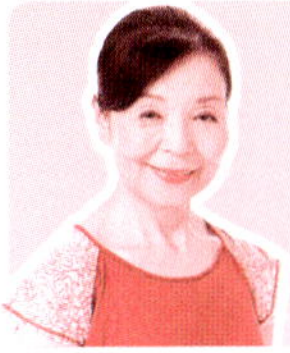

私がいつも新聞を読むときにしているのがこの開脚。体を倒してキープするのはつらいけれど、雑誌や新聞があれば、あららっという間に30秒経っていますよ。毎日の習慣になれば、1ヵ月後にはかなりやわらかくなるはず。

1 脚を開いて両手を床につく

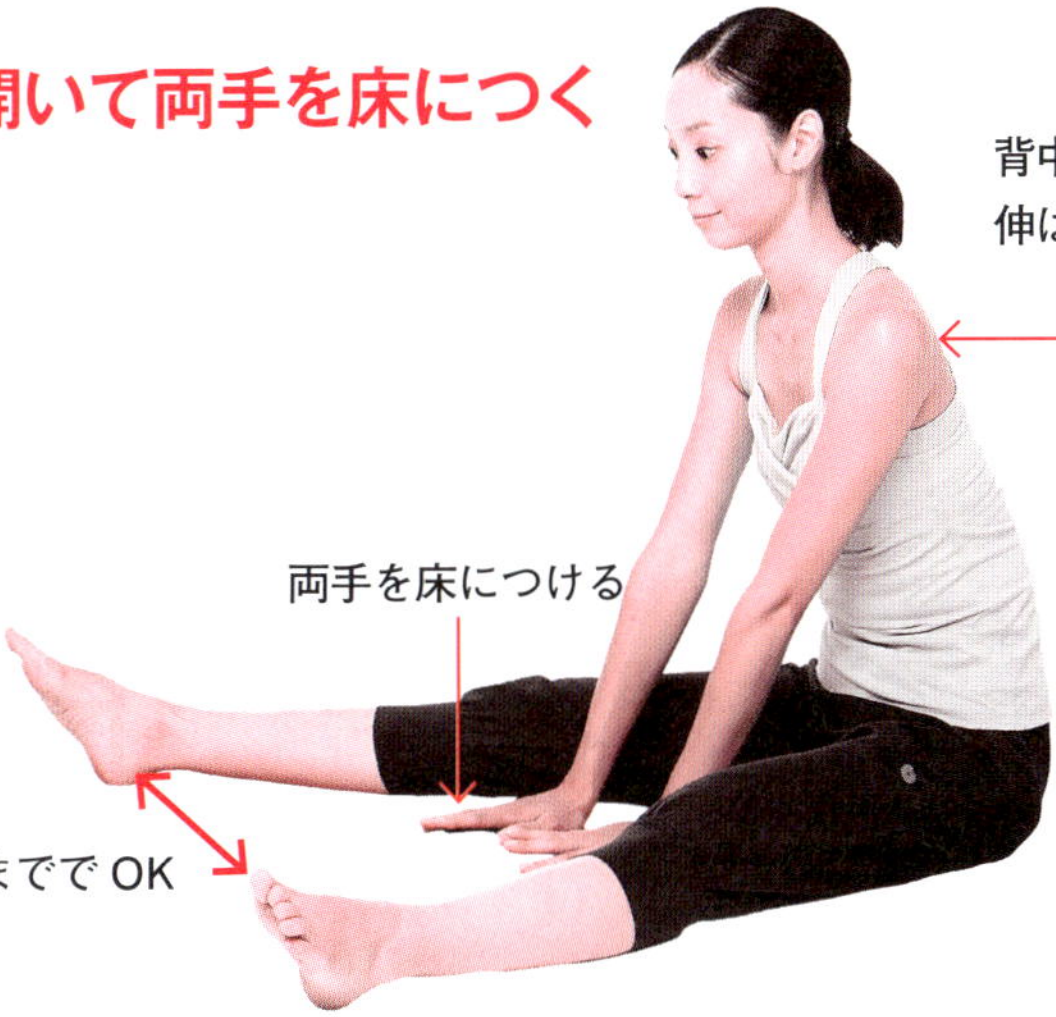
背中はできるだけ伸ばす
両手を床につける
脚は開くところまででOK

2 ひざが浮く手前まで上体を倒す

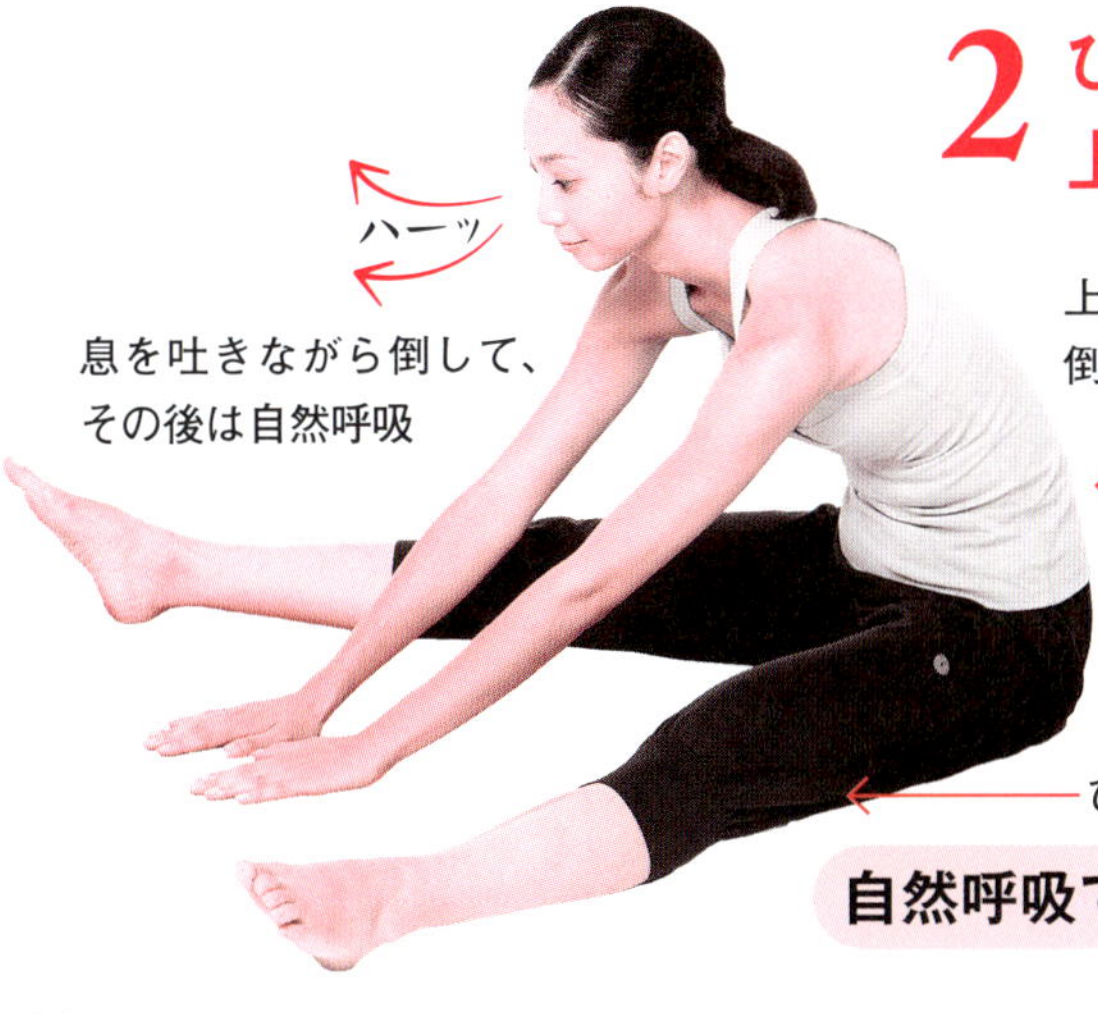
ハーッ
息を吐きながら倒して、その後は自然呼吸
上体を倒せるところまで倒したらキープ
ひざは浮かさない

自然呼吸で 10 ~ 30 秒キープ

脚の裏側の筋肉を刺激してやる気アップ！

脚裏伸ばし

パタパタ 20回

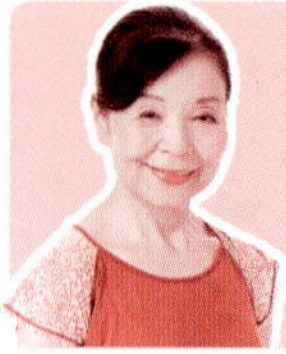

ひざが伸びなくなるのも老化現象の一つ。でもふだんからひざを伸ばす体操をすれば、ひざがピンと伸びて、姿勢もよくなります。もちろん腎経を刺激するのでやる気もアップ。私も元気のないときにはひざ裏を伸ばしているんですよ。

ひざを伸ばして座り、足を内外にパタパタ動かす

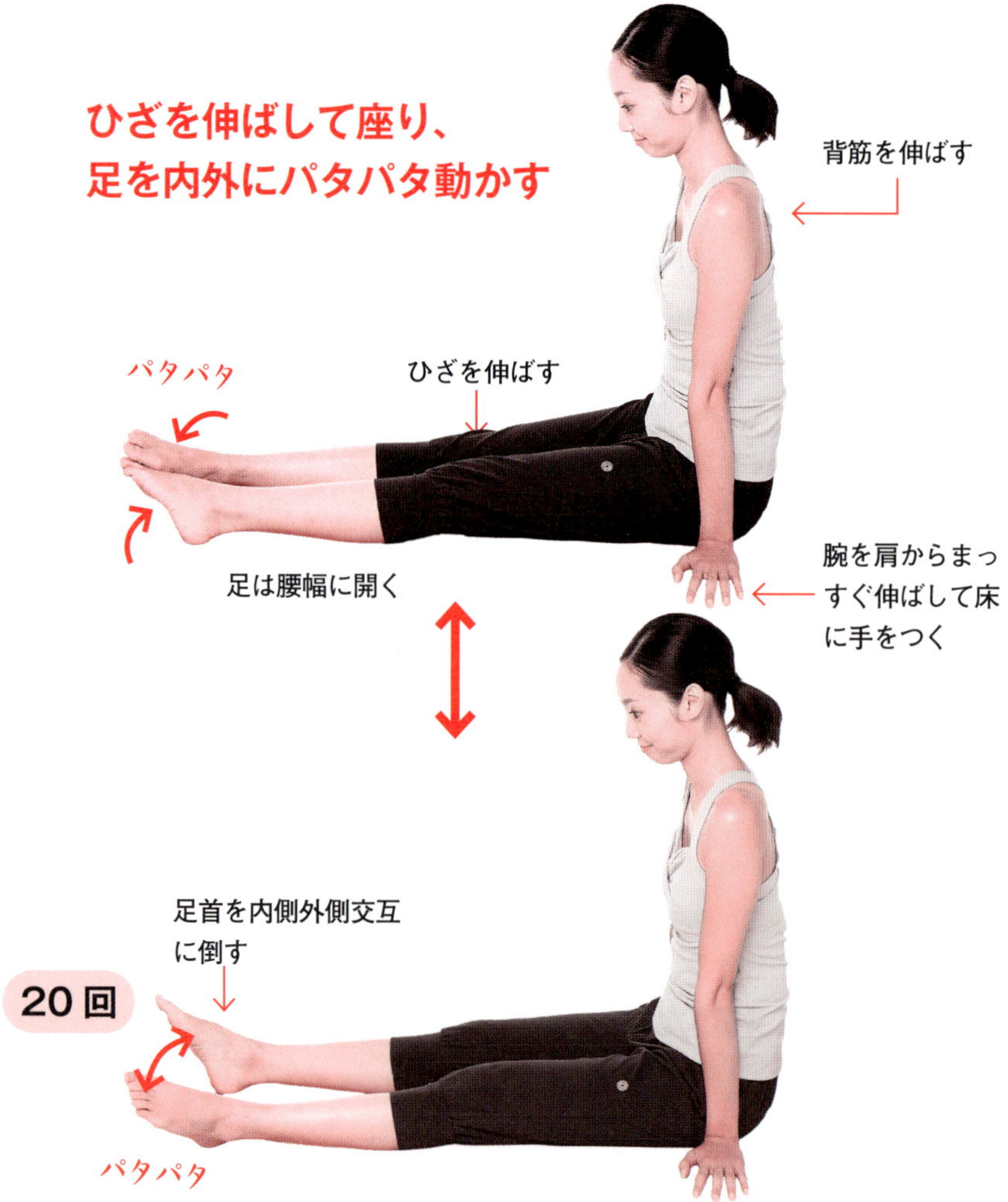

背筋を伸ばす
パタパタ
ひざを伸ばす
足は腰幅に開く
腕を肩からまっすぐ伸ばして床に手をつく
足首を内側外側交互に倒す
20回
パタパタ

第3章

怠けものでもこれならできる！

寝たまま朝ヨガ

朝から元気に
行動したいときに
行いましょう！

朝、毎日すっきり目覚めているかしら？　朝起きてすぐに行動できるかしら？　気持ちのいい朝を迎えたい人にこそ行ってほしいのが朝ヨガ。布団の中で簡単にできる動きだから、元気よく過ごしたい日に行ってくださいね。

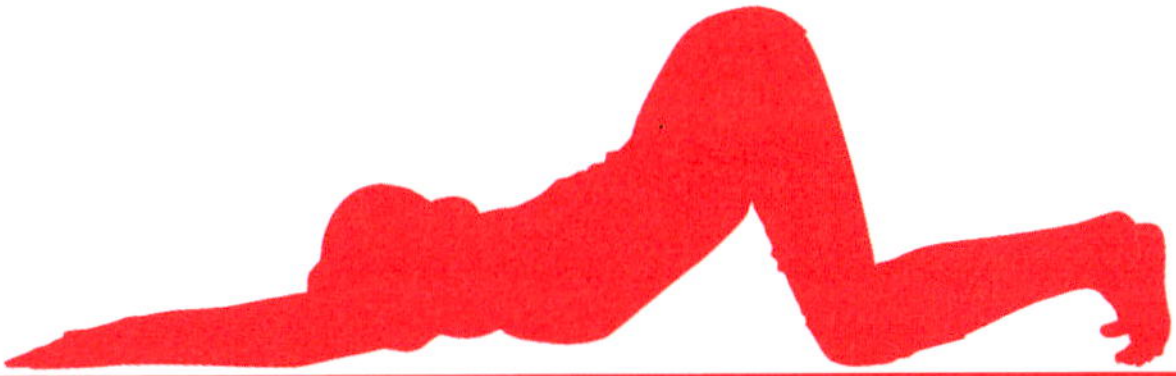

寝たまま朝ヨガ

布団の中でできる朝ヨガが転倒防止やボケ防止にもなるんですよ

60代を過ぎて驚いたのが、あんなに朝起きるのがつらかったのに、朝早く目が覚めてしまうこと。でも、布団からはなかなか出たくないんですよね。体はもちろん、なぜだか気持ちものらない。だからといって、もう一度寝ようと思っても寝られない……。だったら、朝の時間を有効に使うために、起きてしまったほうが得だと気づいたの。でも突然起き上がっても、しばらく体も頭もぼーっとして、それもムダな時間ですよね。そこで、私が毎朝やっているのが、5つの体操。名付けて、「怠けものの寝たまま朝ヨガ」です。

目が覚めたら、布団の中でかかとを突き出して両手を上げて、足のふみこみ。寝ている間に縮んでいた手脚の裏側を伸ばすと、血行がよくなって体がポカポカ温かくなってきます。

そう！ **朝起きてすぐ行うべきは体中に血を巡らせること**。これがとっても大

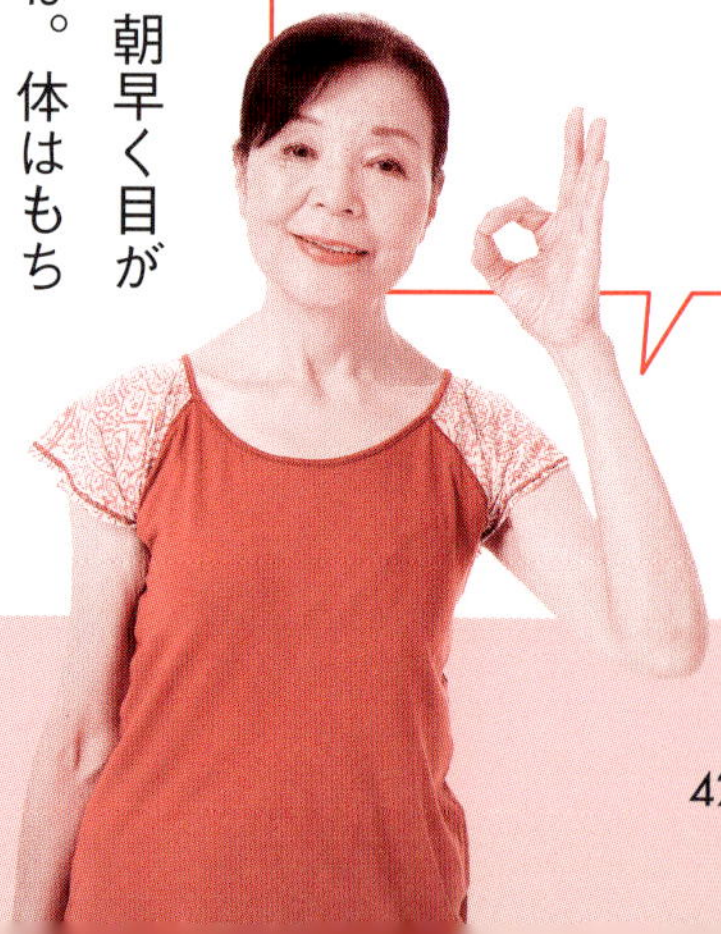

事なんですよ。血が全身を巡れば、その日一日の体の動きがよくなるので転倒防止にもなります。目もぱっちり開きますし、朝のワイドショーや新聞のニュースがぐんぐん入ってきて、よく理解できるようになるんです。布団の中でできる**たった5つの体操をするだけで、その日一日の体と心の働きが断然よくなります**から、ぜひ実践してみてくださいね。

どの体操にも目安の回数を書いてあるけれど、本当は数など関係ないんですよ。それより、体操をして、体がポカポカしてきた、筋肉が気持ちよく伸びた、そう感じるまで自分のペースで続けるのが一番。

いつもと同じようにやっているのに、動きがかたかったり、温まるのが遅ければ、疲れがたまっているのかもしれませんね。そんなときは長めにゆっくり行えば、体がほぐれてきます。

そして、「やりたくない」と思った日はやらなくていいのよ。そんなときは思いきり寝坊しましょう。体の声を聞きながら、無理せず続けてくださいね。だってこれは怠けものの朝ヨガなんですから。

体にエンジンがかかります
寝たままふみこみ

左右交互に10回

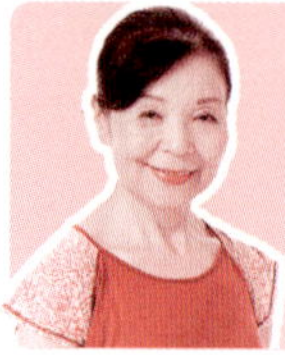

目が覚めたら、まず両手両足を伸ばして力を入れてみましょう。指先からつま先まで力がみなぎるのがわかるでしょ？　今度はかかとを突き出してふみこんでみて。脚の裏側が伸びて、寝ぼけていた体にエンジンがかかってきますよ。

1 左のかかとでふみこむ

左手の指先をできるだけ遠くに伸ばす

あお向けになる

左足のかかとを突き出す

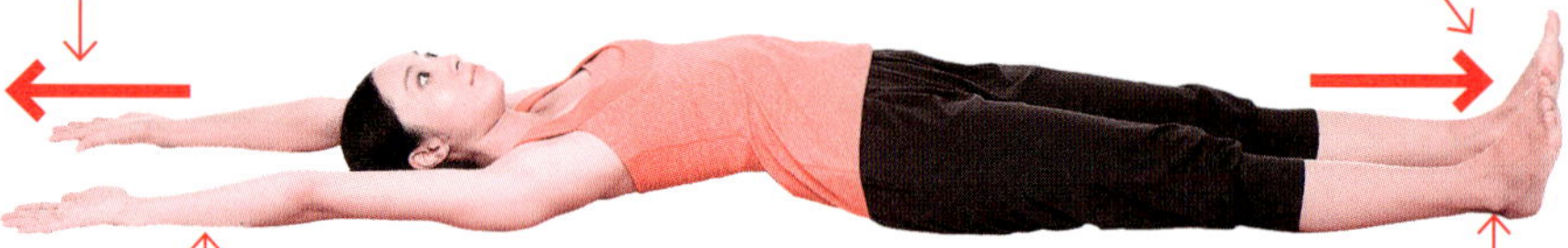

手のひらを上にして両手を上げる

両方の足首を直角に曲げる

Point
体の裏側がぐんぐん伸びてくるのを意識しますよ

2 右のかかとでふみこむ

右手の指先をできるだけ遠くに伸ばす

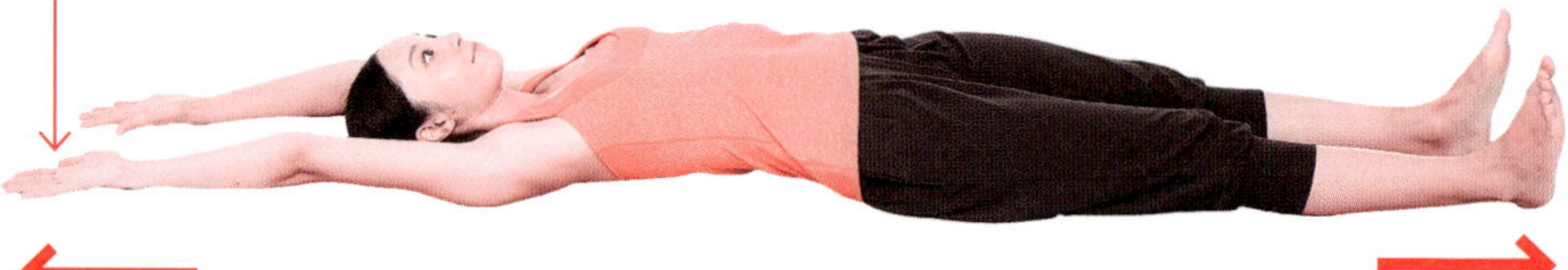

右足のかかとを突き出す

左右交互にかかとで 10 回ふみこむ

内臓と頭の働きを一気に活性化
おなかぐるぐる＆簡単ライオンのポーズ

おなか 温まるまで

ライオン 10~30秒

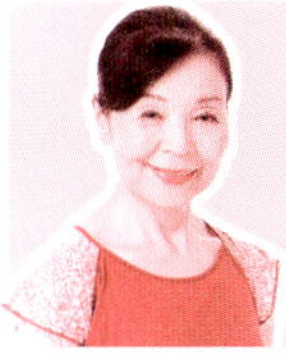

昔は便秘がちだった私もこの体操をするようになって、便秘知らず（笑）。舌を突き出して目を大きく開けるライオンのポーズは、一気に目が覚めて脳の働きがよくなるので、朝からフルパワーで活動できるようになりますよ。

1 おなかをぐるぐるさする

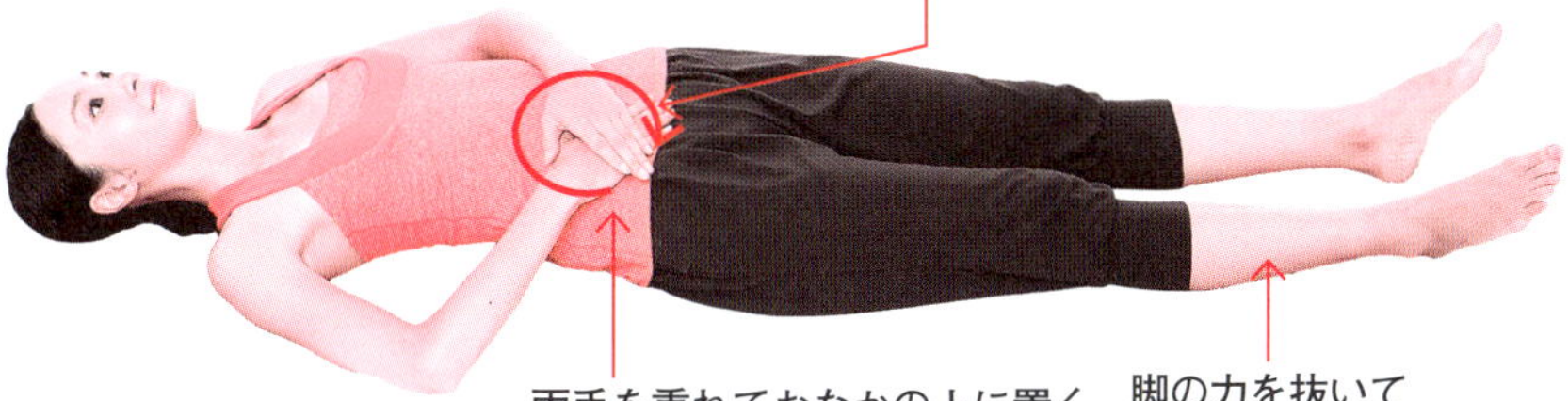
へそを中心に時計まわりに
おなかをさする
両手を重ねておなかの上に置く
脚の力を抜いて
リラックス

Point
おなかが温まるまでさすりましょう

2 舌を突き出す簡単ライオンのポーズ

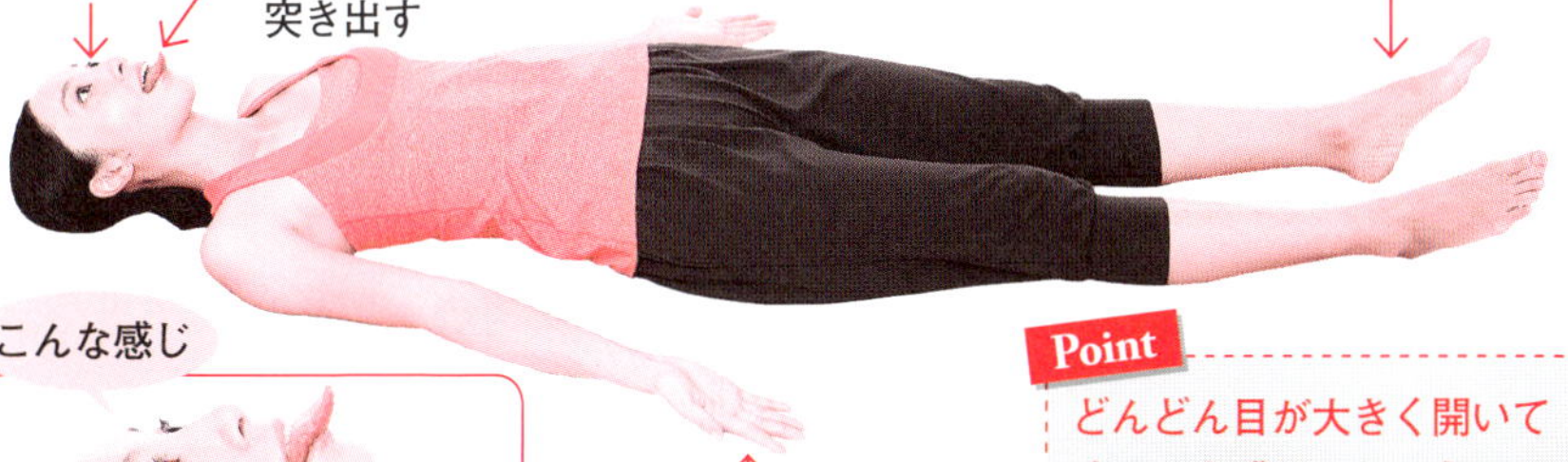
目を見開く
舌をできるだけ上に
突き出す
両足はリラックス
手のひらは上に、
両手は横に開く

こんな感じ

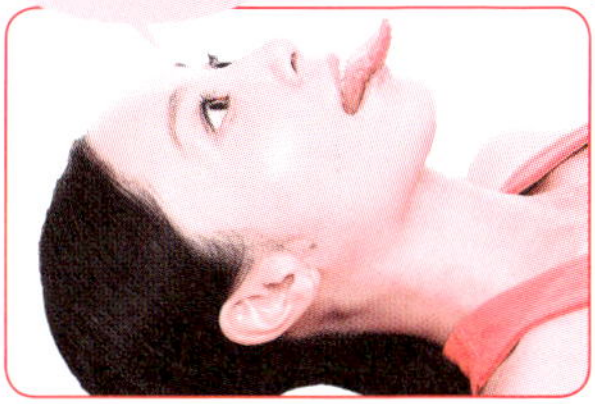

Point
どんどん目が大きく開いてくるのを感じましょう

このまま 10 ~ 30 秒キープ

怠けものの朝ヨガ 3

体中に血を巡らせて朝からポカポカ
ゴキブリ体操

手足が温まるまで

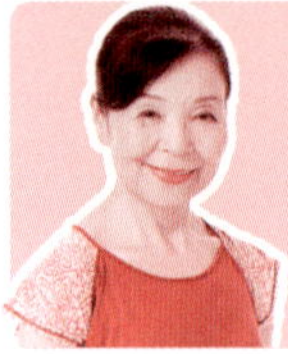

手足をふるのって、とても気持ちがいいんですよ。でも、こんな簡単な動きなのに、体がかたまっていると手足をふるのさえ大変だと思います。はじめはゆっくり小さく、徐々に大きく、手足が温まるまで動かしてくださいね。

手足をぶらぶらふる

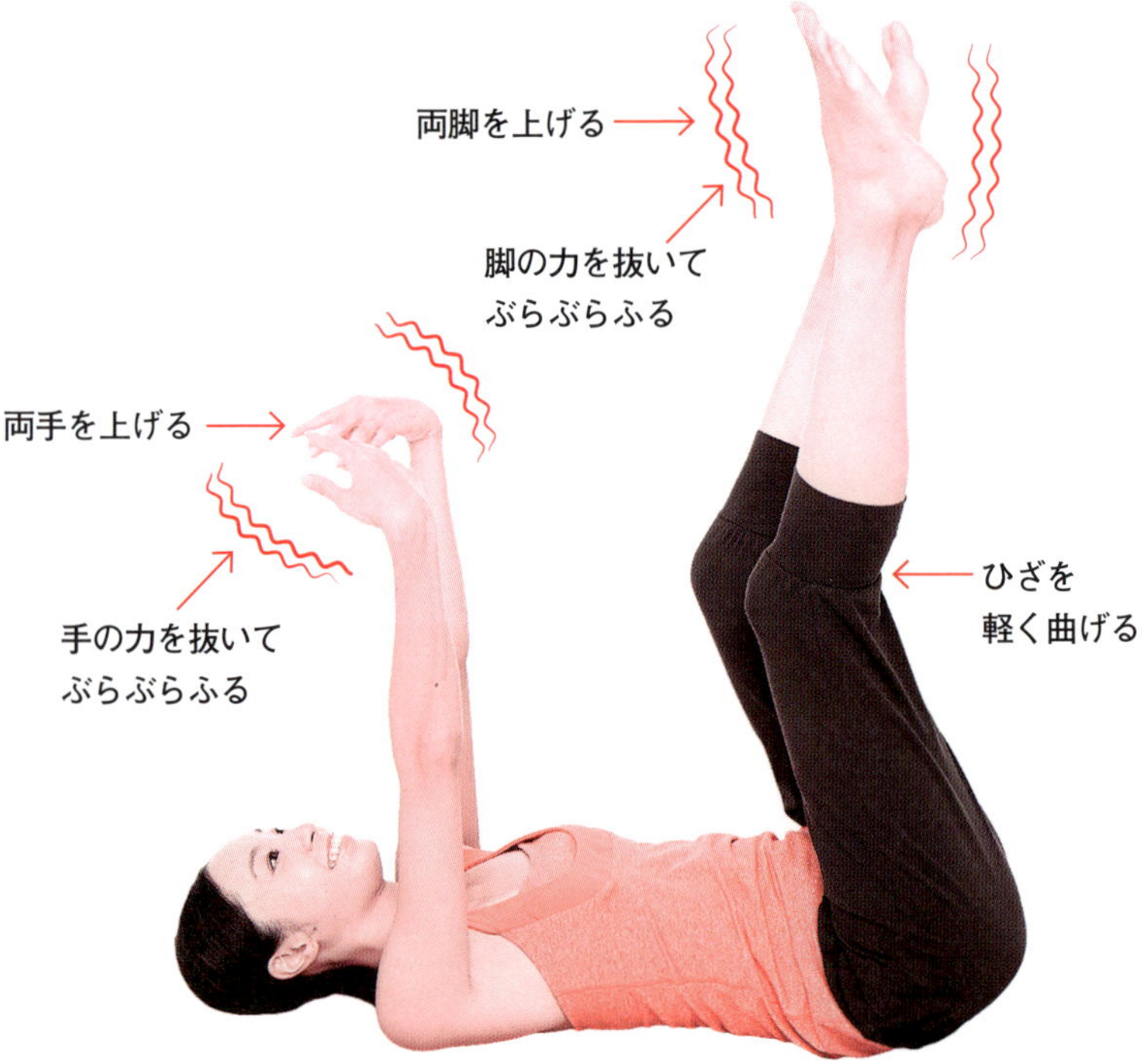

両脚を上げる
脚の力を抜いて
ぶらぶらふる
両手を上げる
手の力を抜いて
ぶらぶらふる
ひざを
軽く曲げる

Point
手足に血が巡ってくるのを
感じましょう

手足がポカポカ温かくなるまでふる

怠けものの朝ヨガ 4

体をねじって腰を軽くしますよ

やさしいワニのポーズ

左右10~30秒ずつキープ

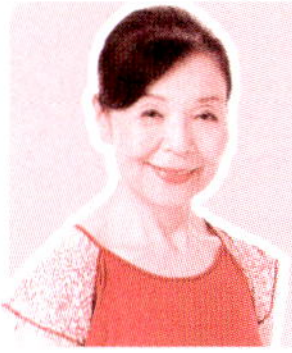

後ろから誰かに呼ばれたときに、体ごと「は～い」と向きを変えてしまうのが50代以降なんですって。つまりねじる筋肉がかたくなっちゃっているんですね。朝から腰をねじっておけば大丈夫。人に呼ばれたときに若々しくふりかえることができますよ。

1 左脚を右に倒す

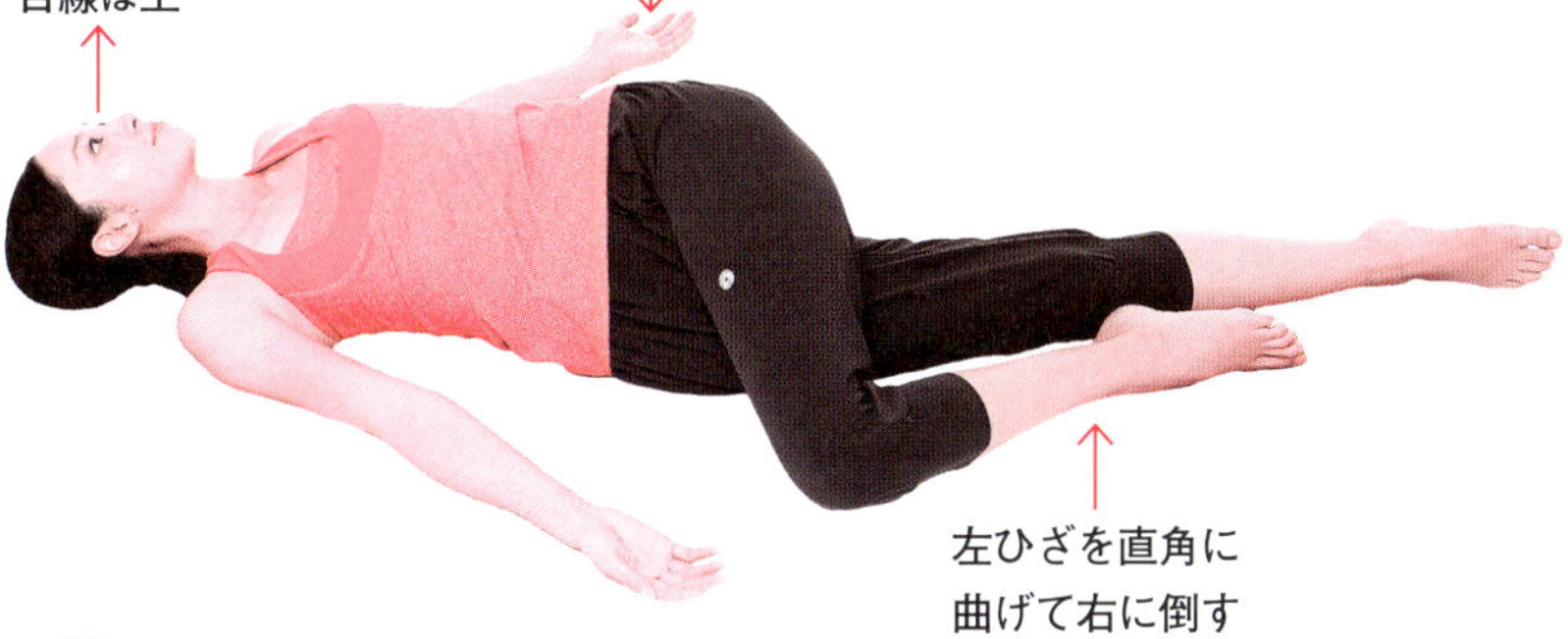
両手は放り投げるように力を抜く
目線は上
左ひざを直角に曲げて右に倒す

2 首を左に倒す

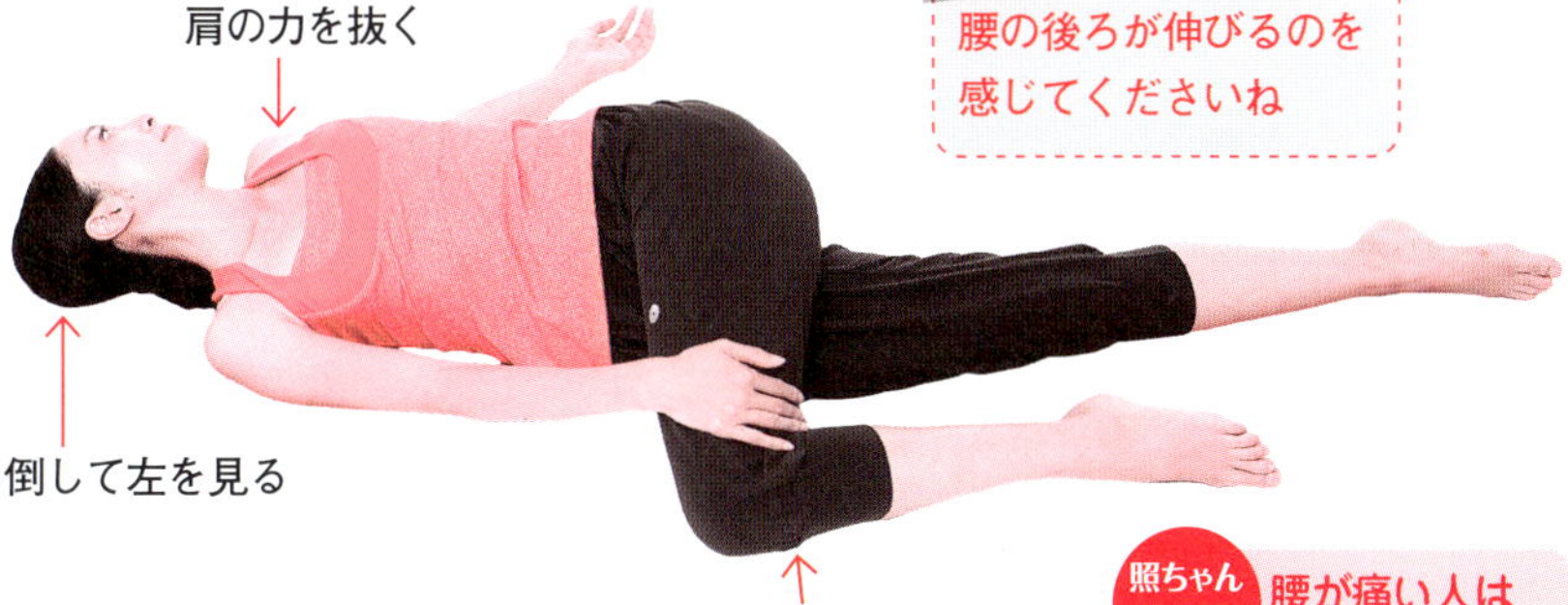
肩の力を抜く
首を倒して左を見る
右手で左ひざをおさえる

Point
腰の後ろが伸びるのを感じてくださいね

照ちゃんアドバイス
腰が痛い人はやらなくてOK

10～30秒キープしたら、反対側も同様に

背中が軽くなって朝から姿勢がよくなります

やさしいネコのポーズ

10~30秒キープ

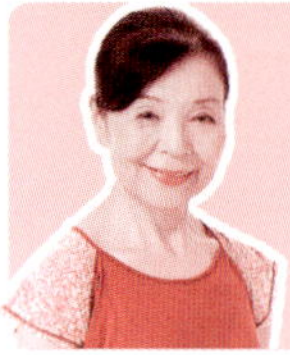

うちの猫も寝て起きた後には必ずこのポーズをやっています。動物は気持ちいい動きをよく知っているんですね。背骨を丸めたり、反らせたりすることで、神経のたくさん通る背中の筋肉が目覚めて、体を動かしたくなりますよ。

1 正座をする

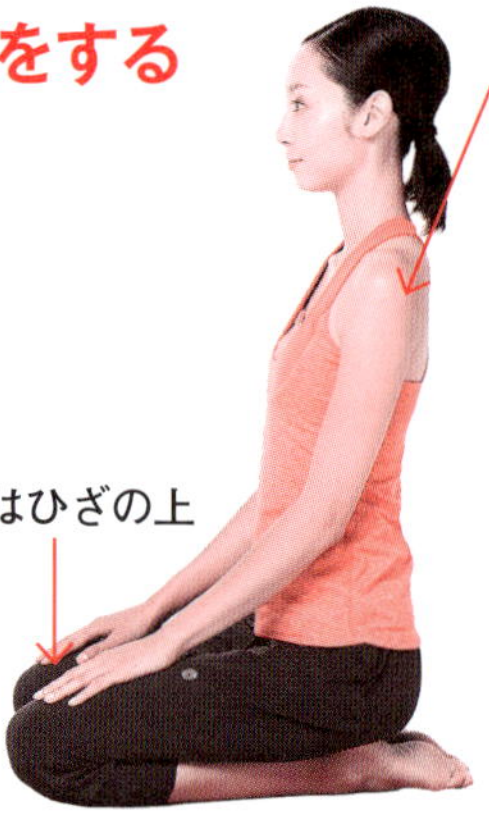
肩の力を抜いて
リラックス
両手はひざの上

前から見ると

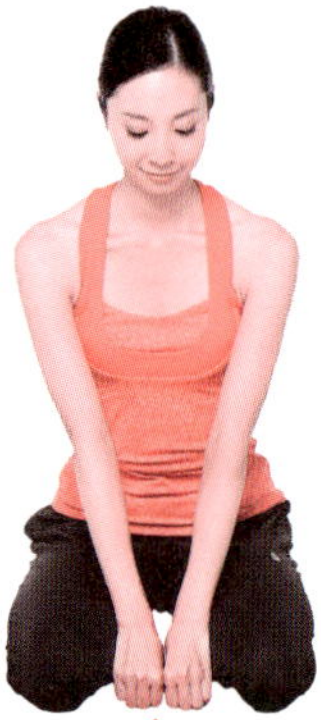
こぶし２個分ひざを開く

2 上体を前に倒す

Point
背中と腕が伸びていますよ

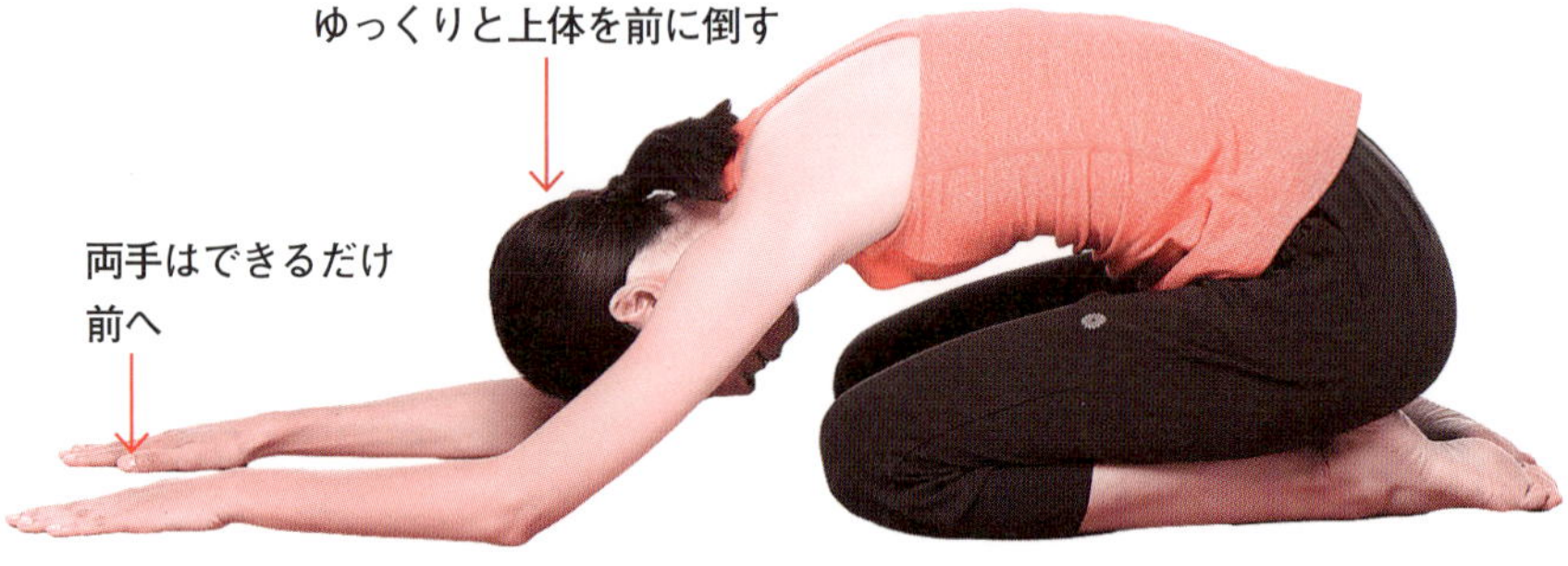
ゆっくりと上体を前に倒す
両手はできるだけ
前へ

10 ~ 30 秒キープ

3 腰を反らせて背中を伸ばす

Point
背骨の一つ一つを伸ばしていく感じを意識してね

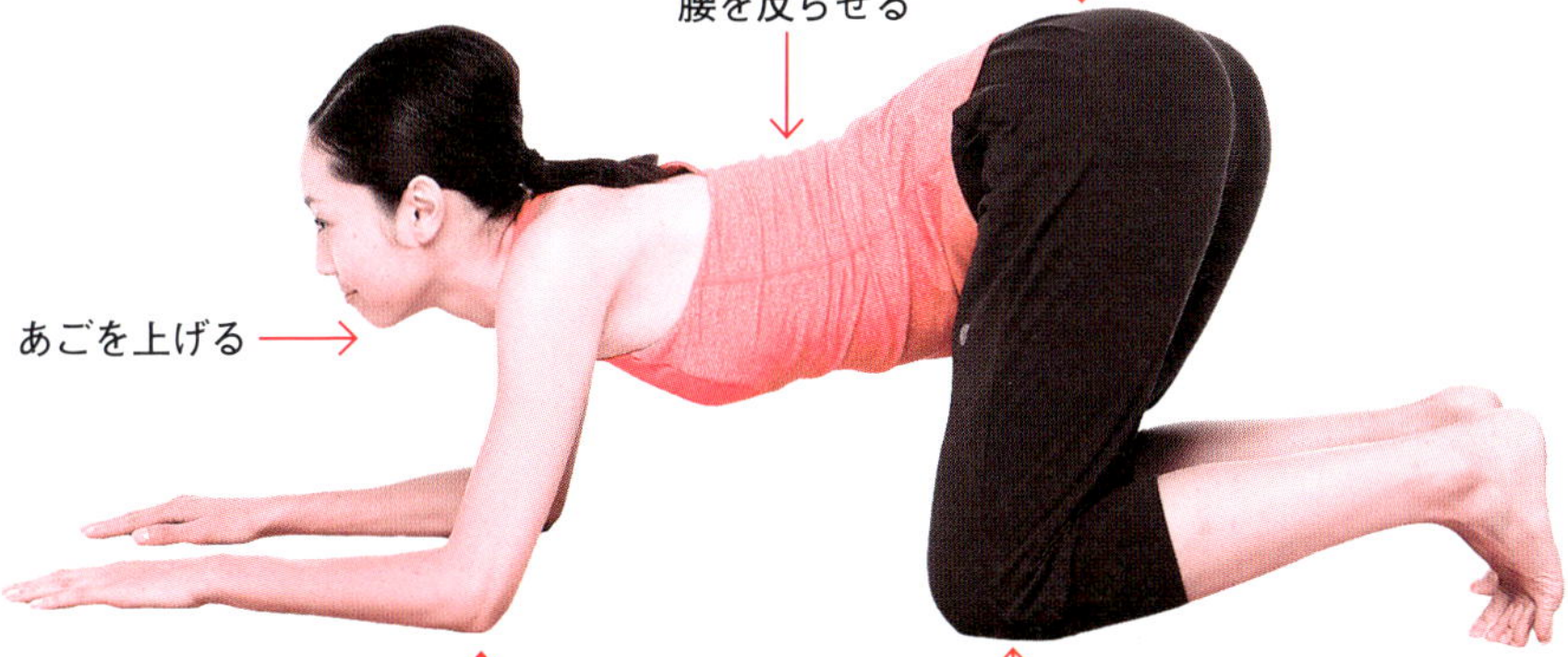
お尻を突き出す
腰を反らせる
あごを上げる
ひじで体を支える
両ひざをつく

10 ～ 30 秒キープ

照ちゃんアドバイス 腰が痛い人は、2のポーズまででいいですよ

もっとできる人は

Point
背中がぐーっと伸びてますよ

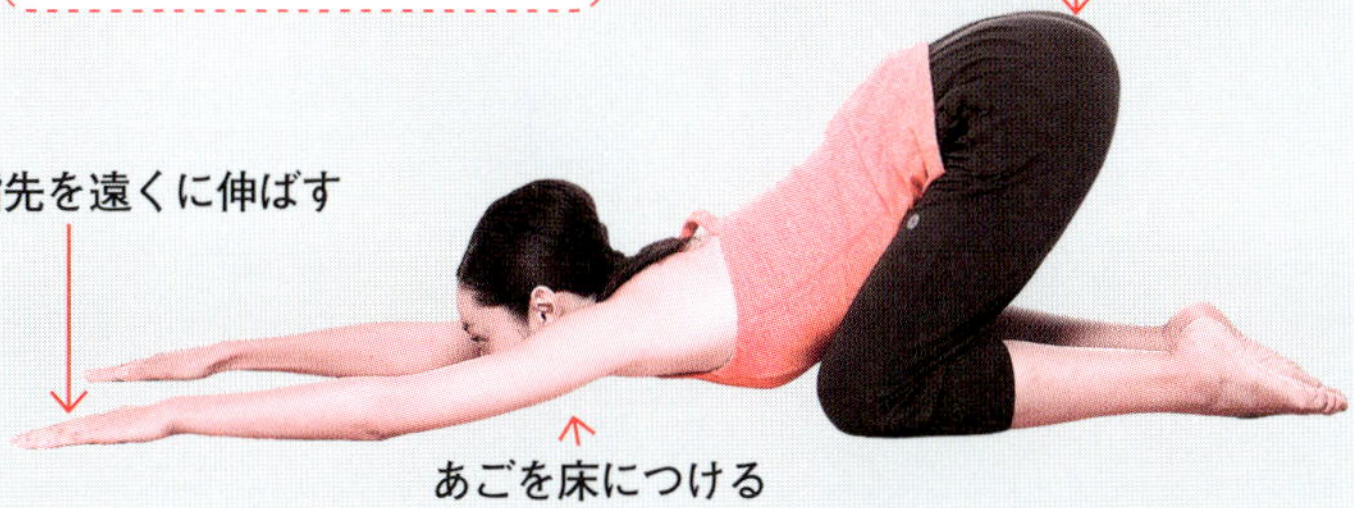
お尻をぐんと突き出す
指先を遠くに伸ばす
あごを床につける

Column

トイレに行くたびに顔だけライオンのポーズを習慣に！

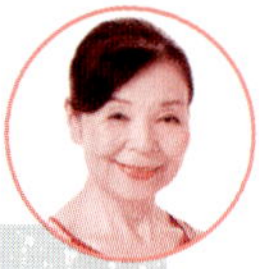

朝ヨガで紹介した寝たまま行うライオンのポーズを覚えていますか？　舌を思いっきり前に出して、同時に目を大きく見開きます。これをするととたんに視界が開けて、すっきり目覚められますよね。

このライオンのポーズは脳の働きをよくして、頭をすっきりさせるのにとても役立つんですよ。だから、何となく眠くて頭がボーッとするときや、誰かと会ってお話をする前、集中して何かをしたいときなどに、この顔だけライオンのポーズを行うと、とても頭がはっきりしてくるので、〝できる人〟って思われること間違いなし！

ただし、人前でこのポーズをするとこわがられてしまうので、トイレの鏡の前などで行うようにしてくださいね（笑）。顔色もよくなりますから、トイレに行くたびに行えば、いつでも元気で若々しく見られますよ。

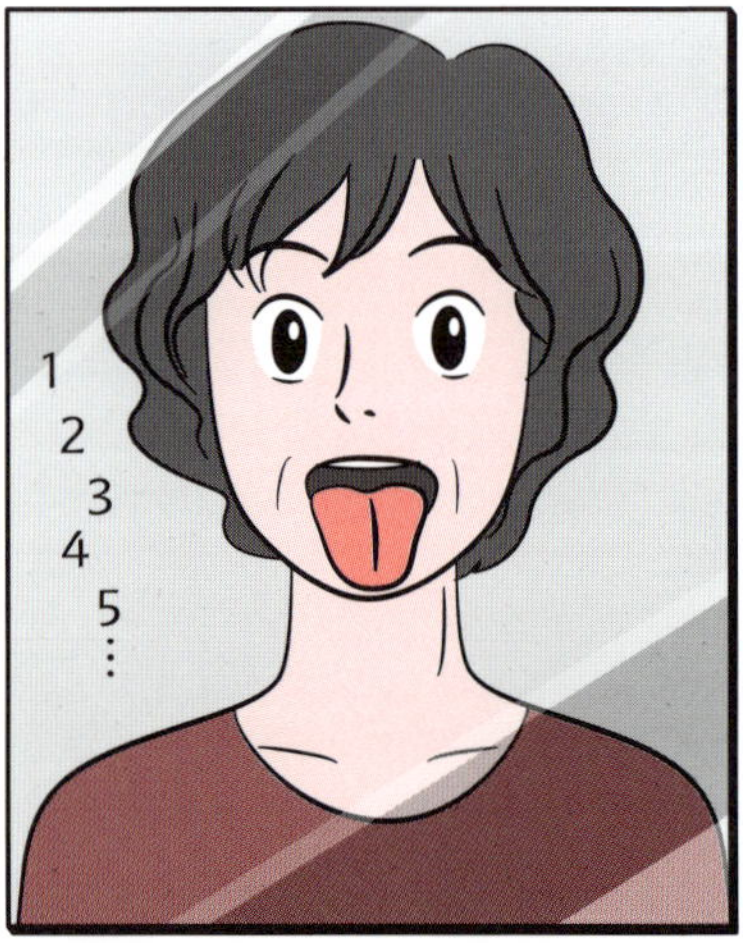

口を大きく開いて、舌をできるだけ前に突き出します。同時に目を大きく見開いて、10秒くらいキープしましょう。

第4章

朝までぐっすり眠れるようになる

熟睡できる夜ヨガ

なかなか
眠れないときに
行いましょう

なかなか眠れない、夜中に起きてしまって朝まで熟睡できないと悩む方も多いのではないでしょうか。そんなお悩みには熟睡できる夜ヨガがおすすめ。ヨガの途中で眠くなったらそのまま寝てしまってくださいね。

熟睡できる
夜ヨガ

夜ヨガで心と体の緊張をゆるめれば、自然とまぶたが重くなってきますよ

朝早く起きてしまう分、夜は早くに眠くなってしまう人も多いでしょう。しかも、夜中に突然目が覚めてしまって、なんだか毎日寝不足……。ということが、私にもあります。そんなときの習慣がここで紹介する、布団の上で行う「熟睡できる夜ヨガ」です。ここで紹介する5つのポーズは、力が入りやすい腰、脚、首をゆらしたり小さく動かすことでゆるめて、体の緊張をほぐすもの。**体の緊張がほぐれると「ふわぁ～」とあくびが出て、眠くなります**。

本来人間は、夜になって、一日の活動で体が疲れれば眠くなるはずなんですね。ただし、体は疲れていても、考えごとや心配ごと、悩みごとがあると、それが気になって眠れなくなってしまったり、途中で目が覚めてしまいます。

だからこそ、朝までぐっすり眠るためには、まず寝るときには悩みを忘れてしまうことですよ。そんな簡単に言われても……と思うかもしれませんね。心に抱

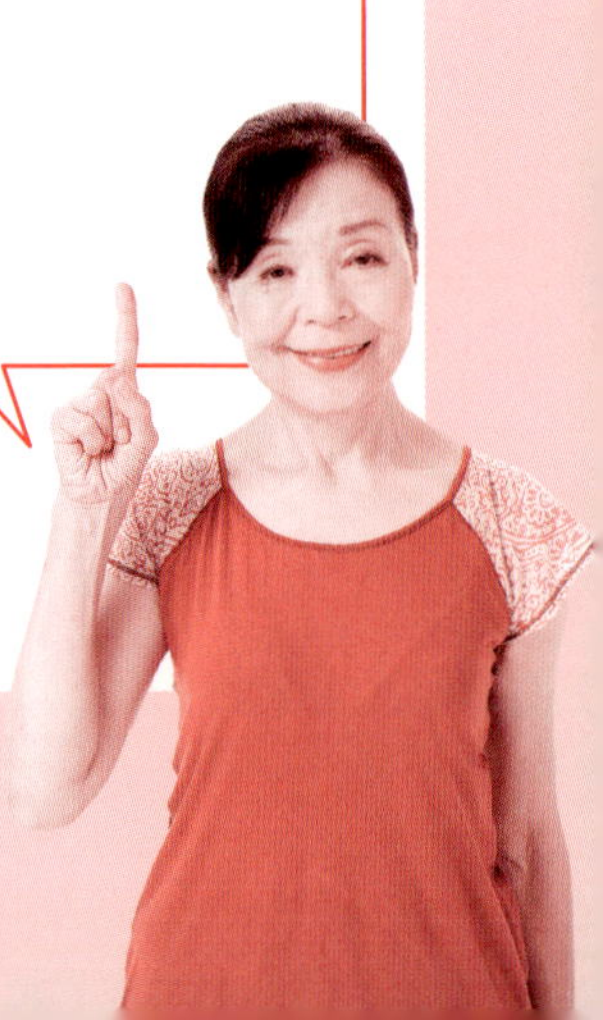

えた心配ごとは、忘れようと思っても簡単に忘れられるものではありません。もちろん私も同じ。

意識的に心を変えるのは大変ですけど、体を変えることは簡単。

心に気にかかることがあるときこそ、全身をゆるめてみましょう。考えごとや**悩みがあると、自然に人間の体はこわばります。逆に全身をゆるめれば、気持ちもリラックス**してくるんですよ。全身の力がゆるめば、深い眠りに入ることができます。

5つのポーズの途中で眠くなったら、そのまま寝てしまってください。最後に紹介する「しかばねのポーズ」までできたら、呼吸に意識を向けてゆっくり吐いて、吸って、をくり返しているうちに眠くなると思いますよ。

それでも眠れないというときは、眠らなくてもいいんです。あなたには眠りが必要ないのかもしれませんよ。目をつむって脱力しているだけでも、体は休まります。「眠れない」と思い悩むとよけいに眠れなくなりますから。眠くなったら寝る。眠れなかったら、寝なくてもいい。睡眠をこうやってラクに考えれば、心と体の緊張がほぐれて、気づけば朝まで寝ることができますよ。

こわばりがとれて背中が軽くなります
金魚体操

体の力が抜けるまで

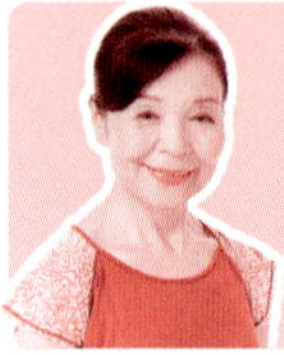

〝ゆらす〟という動きは筋肉の緊張をゆるめる、とてもいい方法なんです。脚、腰、腕といったトラブルの起きやすい部位を左右にゆっくりとゆらすことで、筋肉をゆるめることができますよ。金魚の尾のように優雅にゆらしてくださいね。

1 手足を左右にゆらゆら

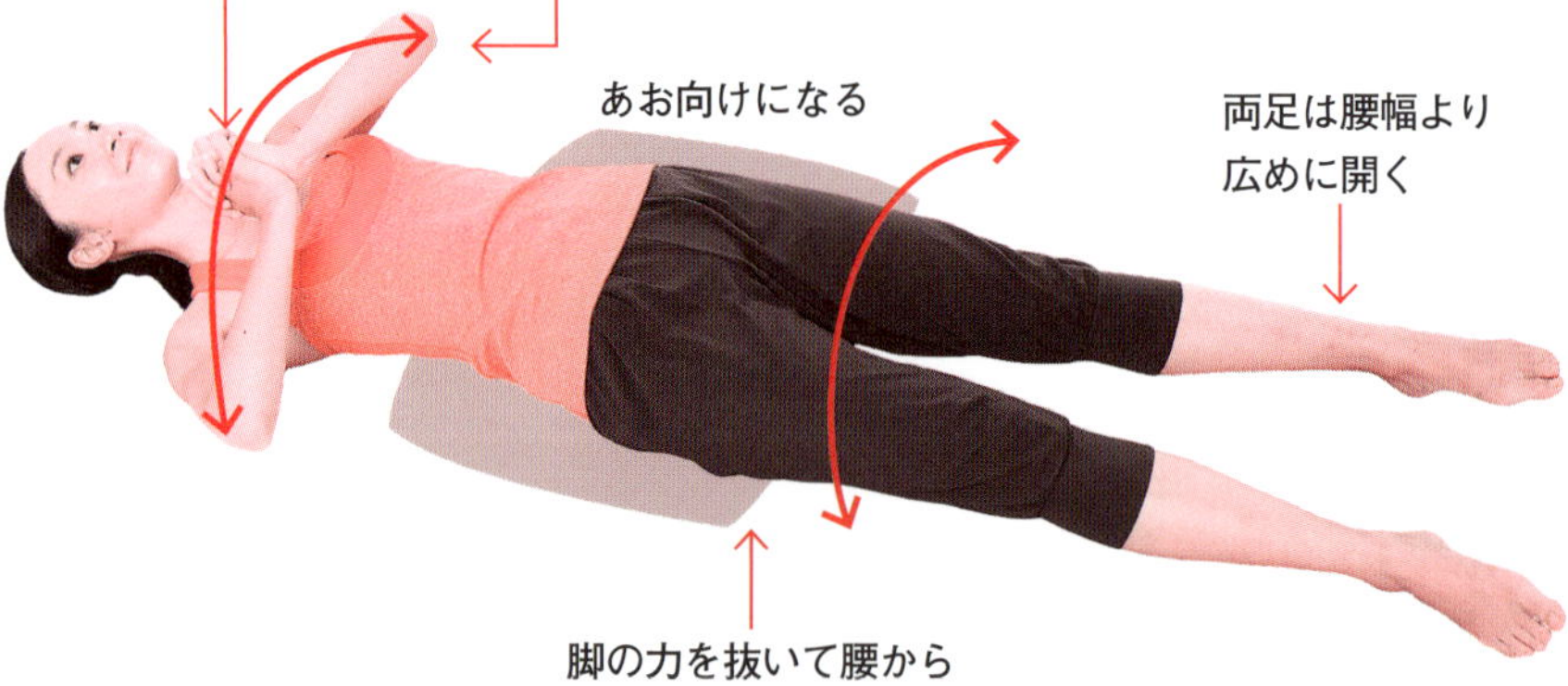
両手を組む
両手を左右にふる
あお向けになる
両足は腰幅より広めに開く
脚の力を抜いて腰から下を左右にゆらす

Point
脚の力が抜けていくのを感じましょう

照ちゃんアドバイス
腰が痛い人は、座布団を腰の下に敷いて行いましょう

2 両手を左右にふりながら上下に動かす

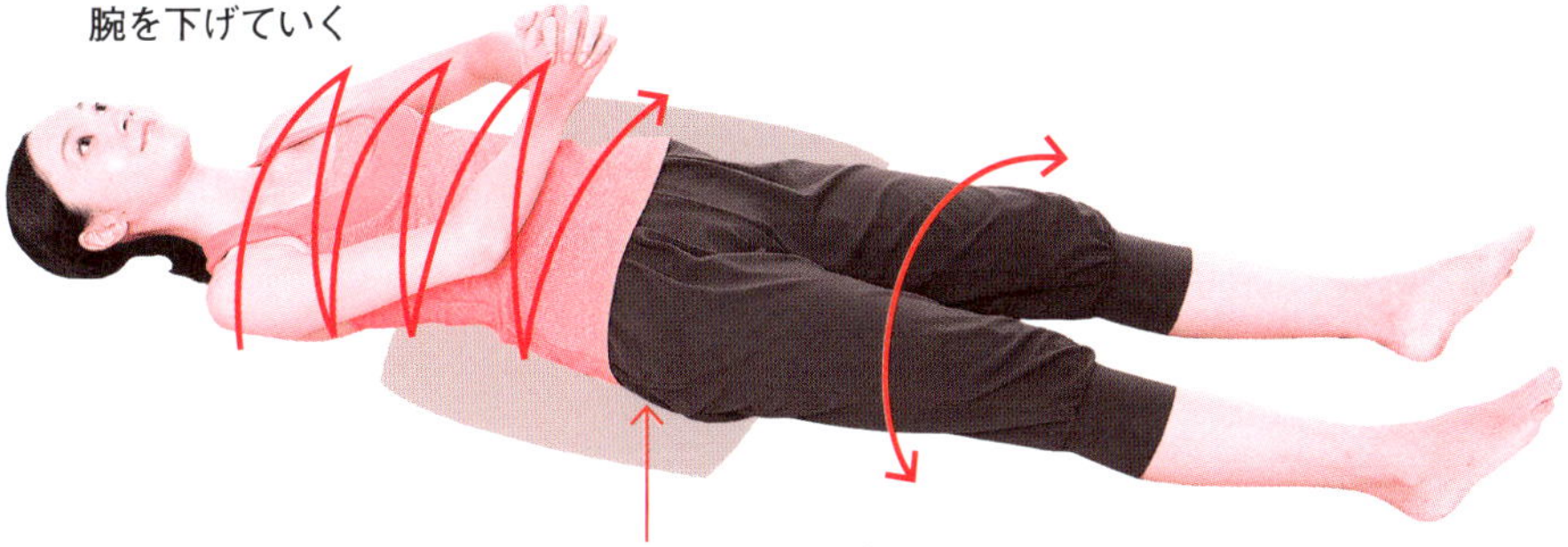
両手を左右にふりながら
腕を下げていく
腰から下を左右にゆらす

Point
腕と脚の力が抜けていくのを
感じてくださいね

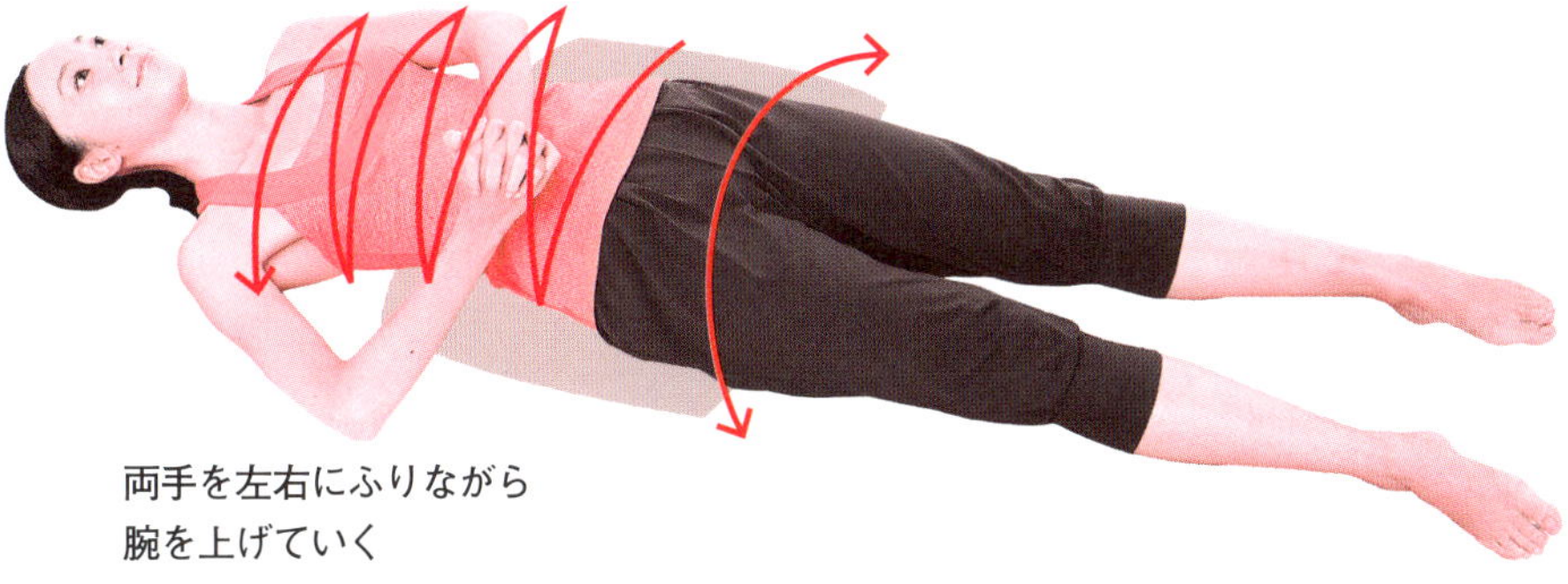
両手を左右にふりながら
腕を上げていく

体の力が抜けたと感じるまで続けましょう

熟睡できる夜ヨガ 2

骨盤をゆるめるとみるみる眠くなりますよ
ひざゆすり

各20回＋10秒

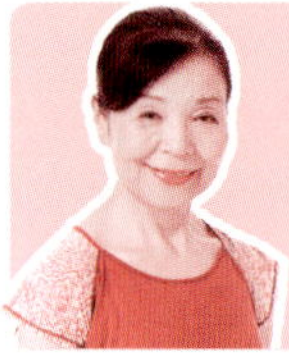

骨盤と眠りはとても深い関係があるんですね。昼間は骨盤が締まって活動的になり、夜、骨盤が開くとお休みモードに変わります。そのため、骨盤まわりの筋肉をゆるめると眠くなるんです。ひざをゆすって骨盤をゆるめましょう。

1 両ひざを前後にゆらす

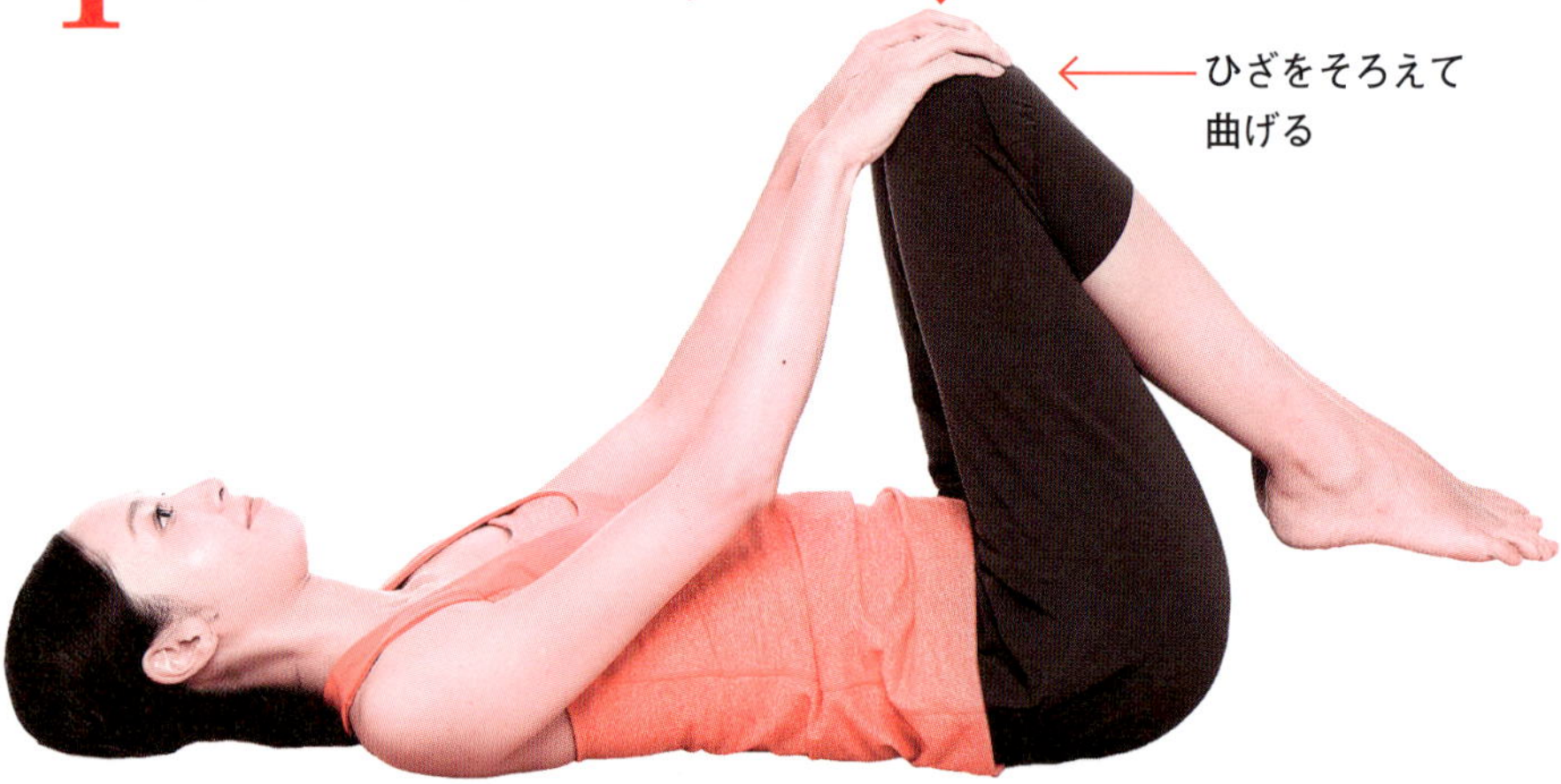
両手をひざの上にのせる
ひざをそろえて曲げる

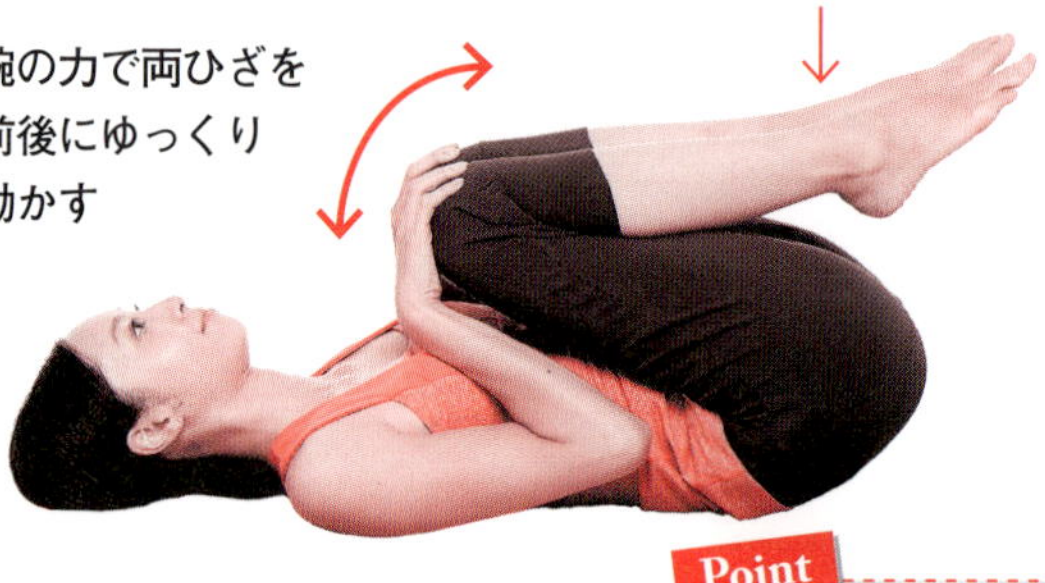
脚の力は抜く
腕の力で両ひざを前後にゆっくり動かす

20回ゆらす

Point
脚の力を抜いて腕の力で動かして、腰がゆるんでくるのを感じましょう

2 脚を左右交互に動かす

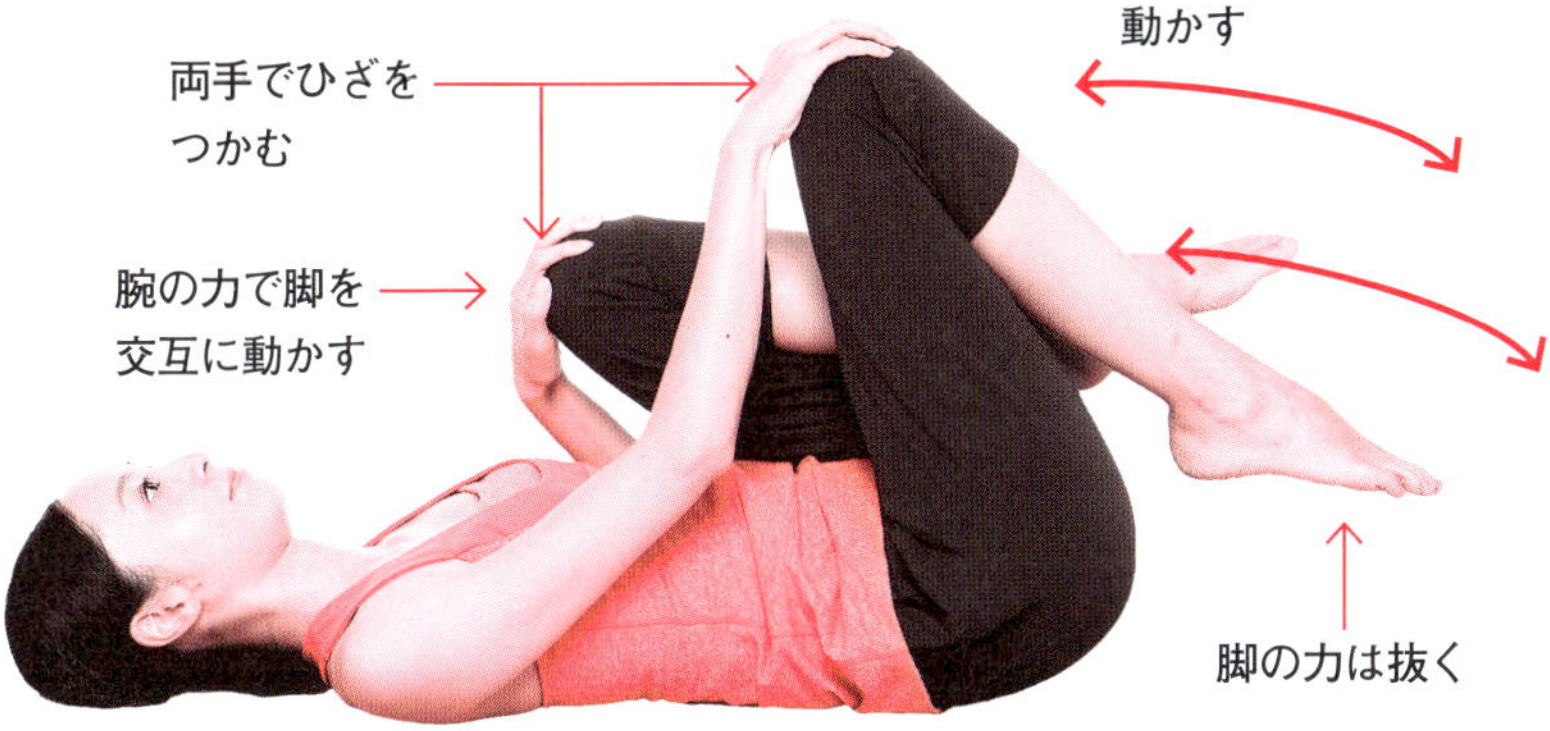
両手でひざを
つかむ
腕の力で脚を
交互に動かす
脚を左右交互に
動かす
脚の力は抜く

20 回動かす

Point
脚の力が抜けてくるのを感じましょう

3 両脚を抱えてキープした後、一気に力を抜く

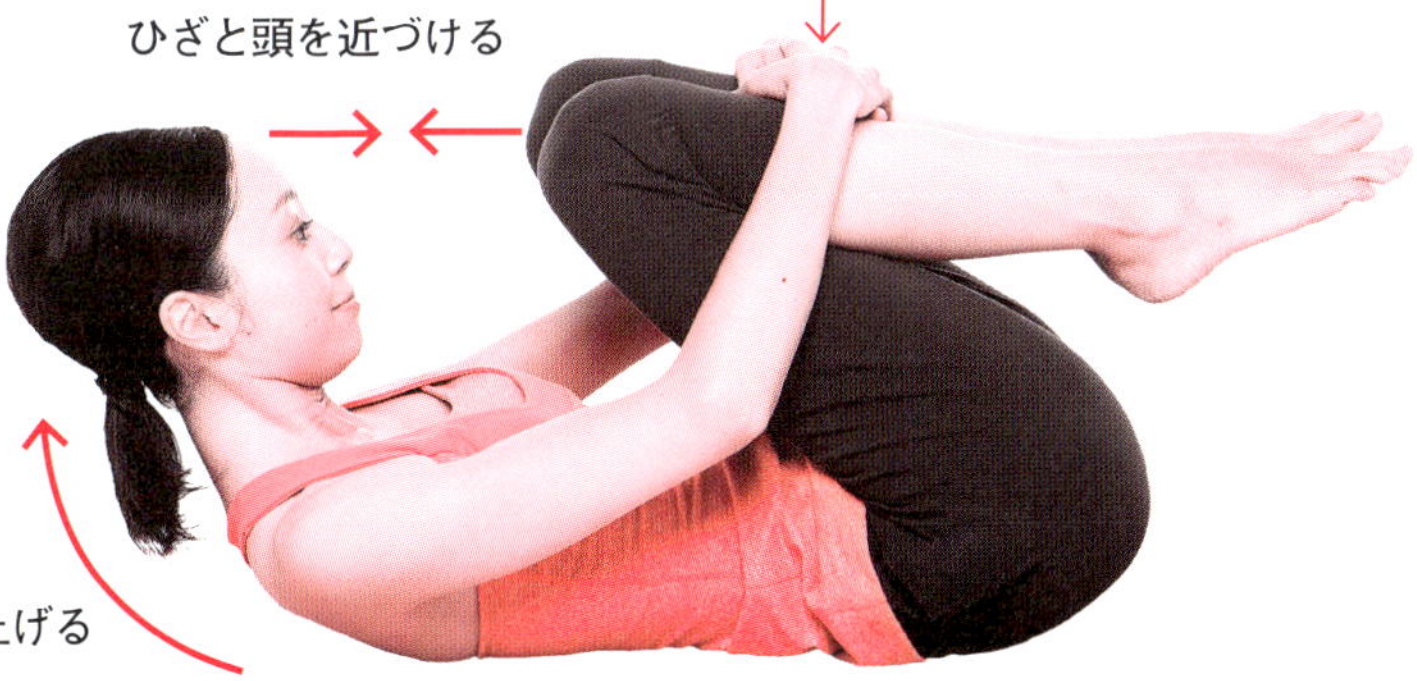
両手でひざを抱える
ひざと頭を近づける
首を持ち上げる

Point
力を抜いたときに首や脚の力が抜けるのを意識して

10 秒キープして、一気に力を抜く

照ちゃんアドバイス
首を上げるのがつらければ2までのポーズでOK

脚と腰をゆるめて血流を促します
夜のやさしいワニのポーズ 10回

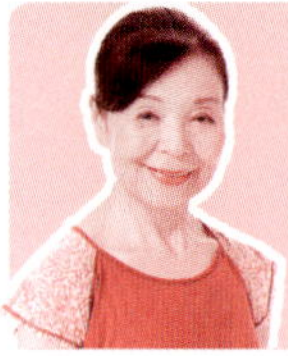

第３章の朝ヨガでも紹介したワニのポーズの夜版です。両ひざをパタンパタンとゆっくり左右に倒しながら、腰をゆるめます。すると血液の流れがよくなって、全身が少しずつポカポカに。この温かさが少しだけ冷めた頃に、深い眠りに落ちますよ。

1 両ひざを右に倒す

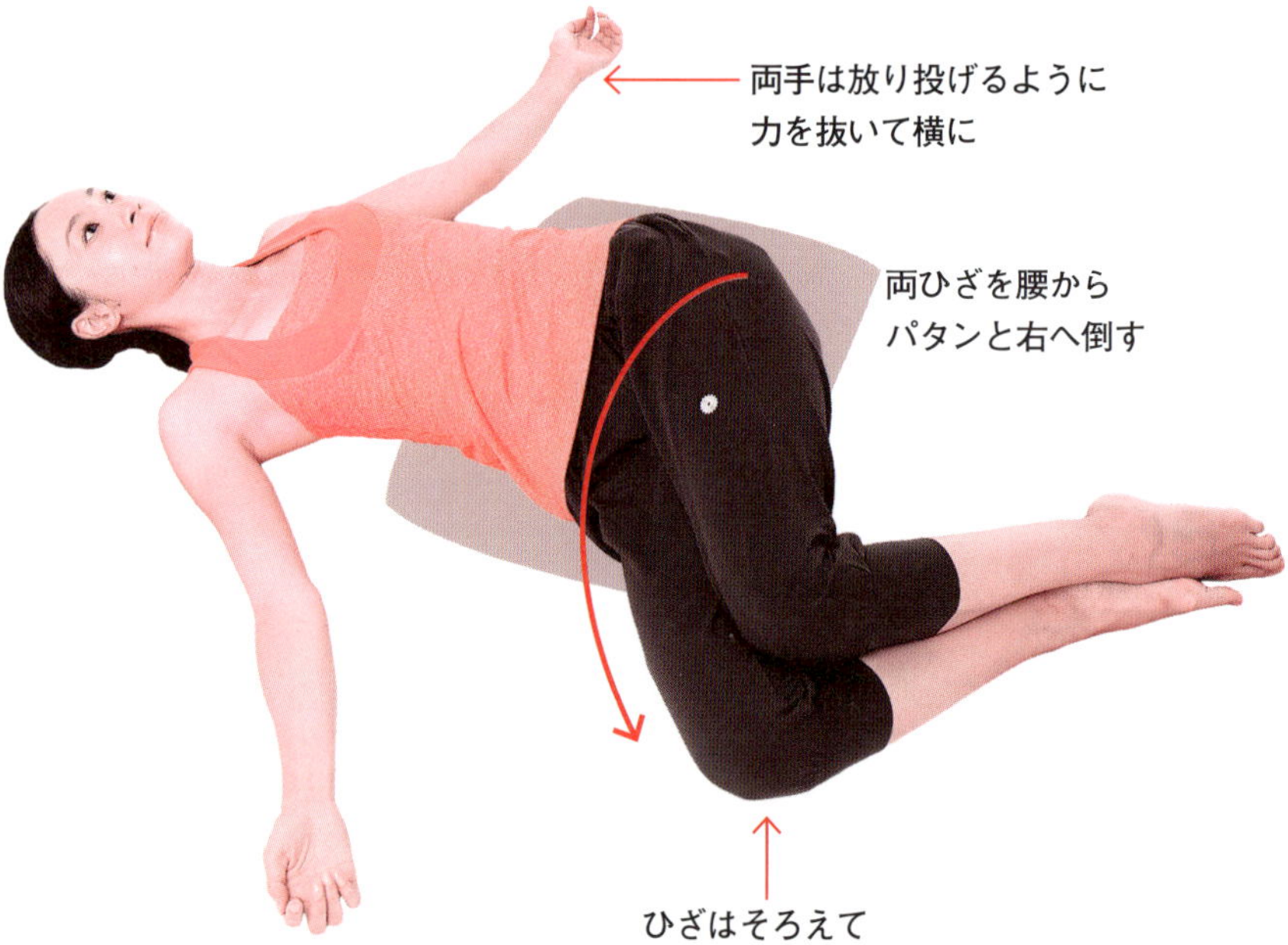
両手は放り投げるように
力を抜いて横に
両ひざを腰から
パタンと右へ倒す
ひざはそろえて
曲げる

Point
腰が気持ちよく
伸びていますよ

照ちゃんアドバイス
腰が痛い人はこのポーズは
やらなくてOK

2 両ひざを左に倒す

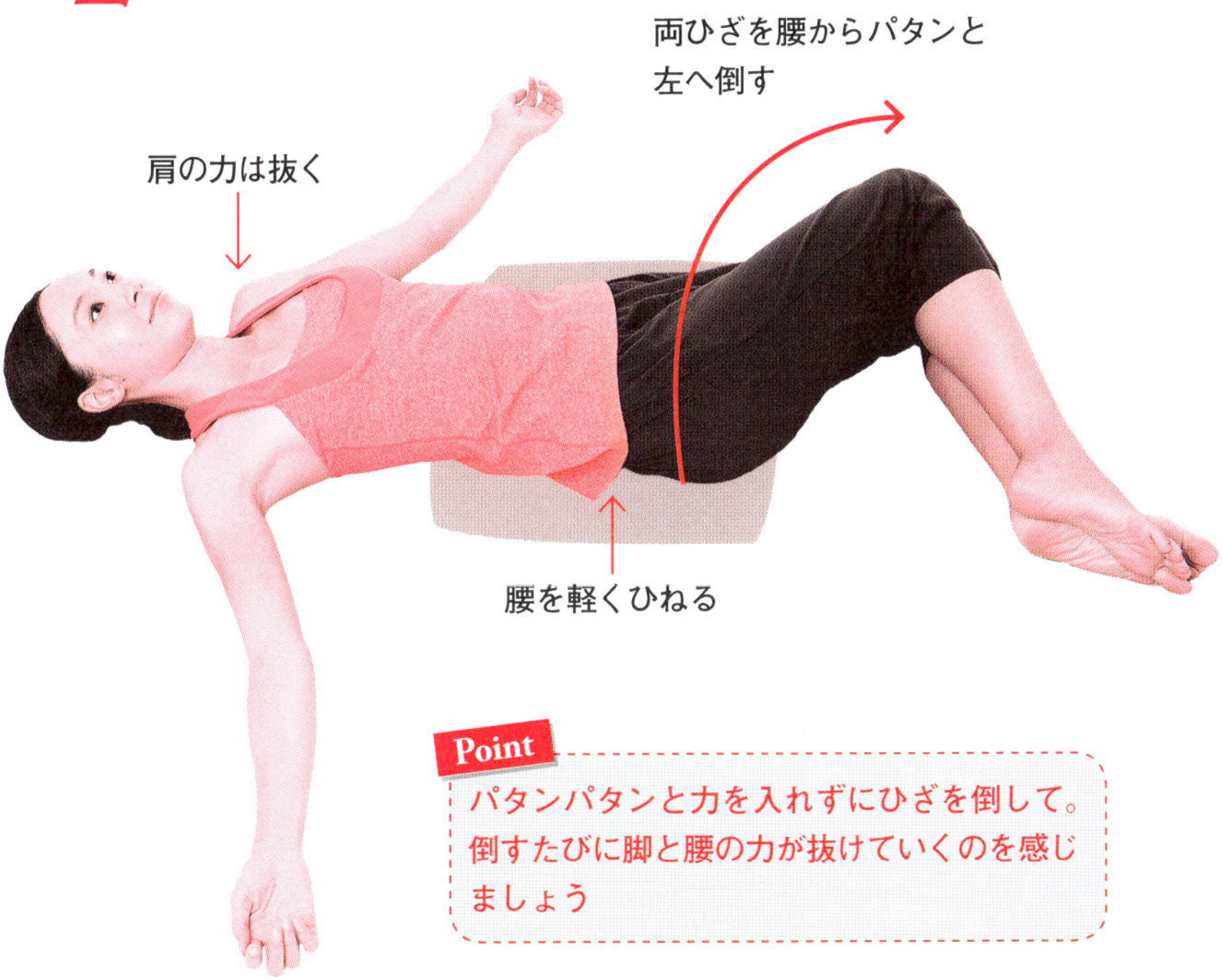
両ひざを腰からパタンと
左へ倒す
肩の力は抜く
腰を軽くひねる

Point
パタンパタンと力を入れずにひざを倒して。倒すたびに脚と腰の力が抜けていくのを感じましょう

左右交互にゆっくり 10回

悩みや心配も消えてきます

首ゴロゴロ

10回

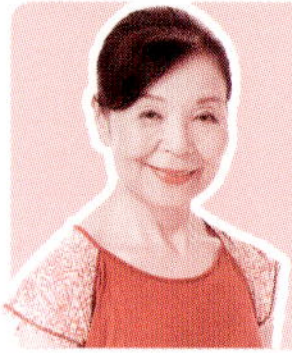

首をゴロゴロとゆっくり転がすと、首のこりがほぐれてきますよ。そして、床で頭を転がしながら後頭部をマッサージ。悩みごとがあると頭皮もかたくなっているので、ここをやわらかくしてあげることで気持ちがさらにリラックス。

首をゴロゴロ左右に転がす

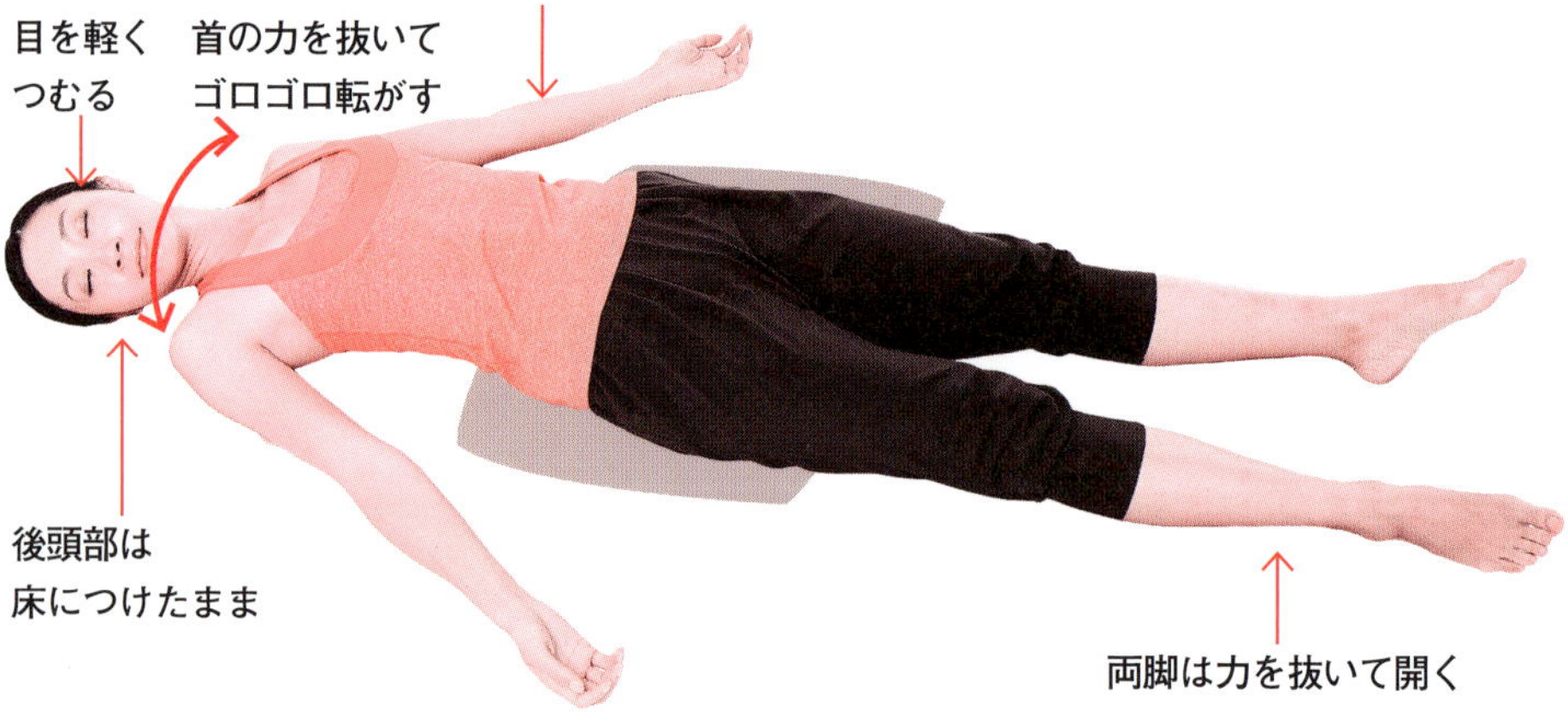
両手は力を抜いて
広げる
目を軽く
つむる
首の力を抜いて
ゴロゴロ転がす
後頭部は
床につけたまま
両脚は力を抜いて開く

Point
首の力を抜いて床の上を転がすように。
首のこりがほぐれてくるのを意識して

10回ゴロゴロ

照ちゃんアドバイス
首が痛い人は無理にやらないでください！

熟睡できる夜ヨガ 5

体中の力を抜いて熟睡モードに入りますよ
しかばねのポーズ

そのまま おやすみ なさい

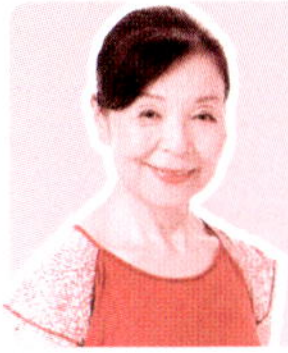

ヨガでは激しいポーズの後に必ず行う「しかばねのポーズ」。全身の力を抜いて、ゆっくりと呼吸をするとヨガ教室の最中でも寝てしまうことがよくあるんです（笑）。全身の力を抜いてリラックスしたら、そのまま寝てくださいね。

全身の力を抜いてゆっくり呼吸

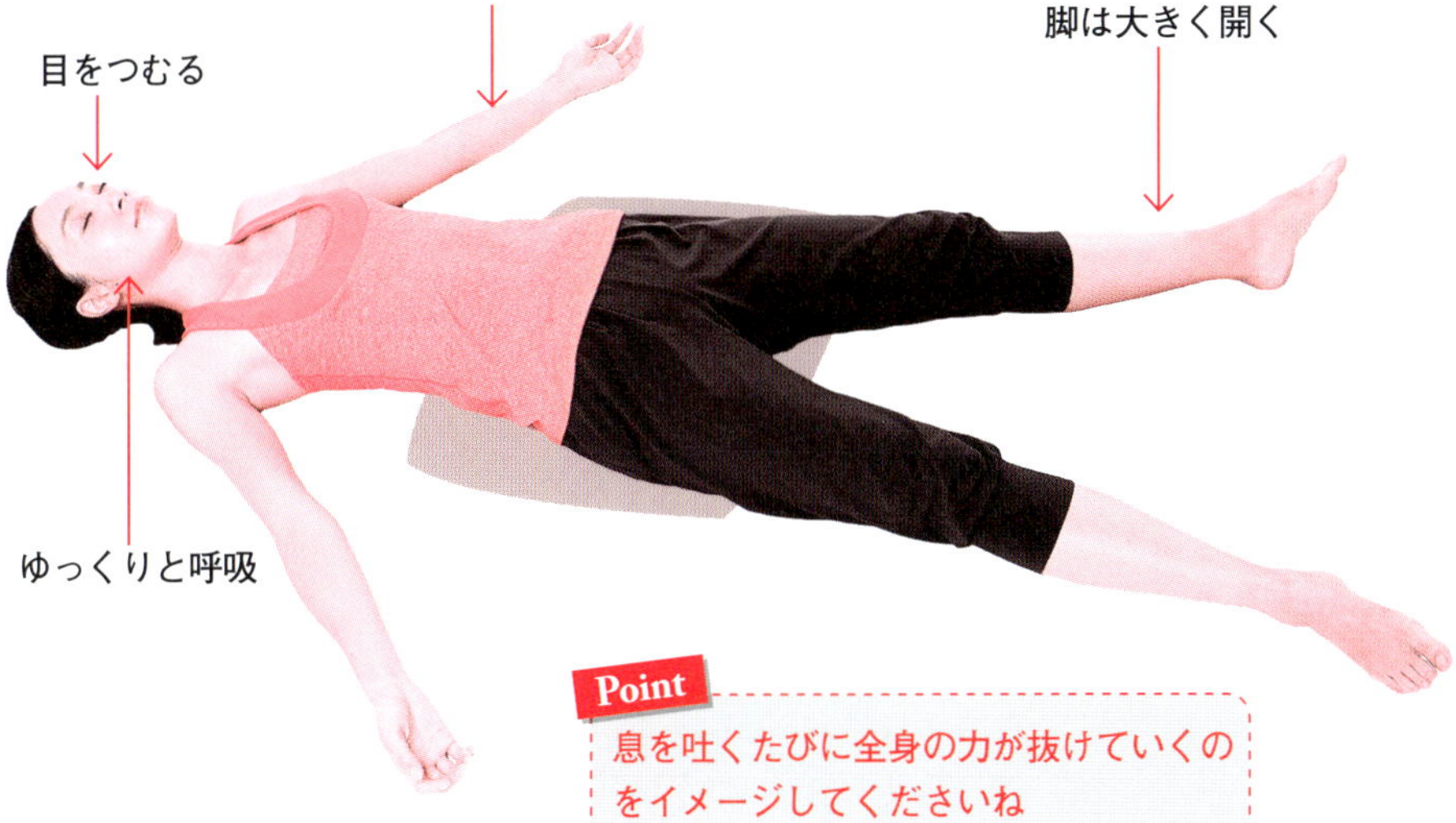
両手は手のひらを
上にして広げる
脚は大きく開く
目をつむる
ゆっくりと呼吸

Point
息を吐くたびに全身の力が抜けていくのをイメージしてくださいね

そのままおやすみなさい

Column

ダイエットや目、頭の疲れには耳もみが効きますよ！

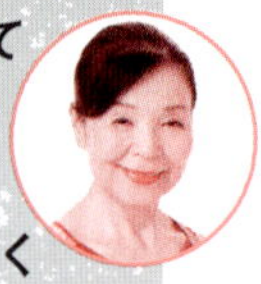

手のひらや足の裏と同じように、耳にもたくさんのツボがあるんですね。耳の形は耳たぶのほうに頭を向けた胎児の形に見立てられています。耳たぶは頭、耳の中央は内臓、耳の上のほうは下半身のツボが集まっているんですよ。

でも、ツボを覚えるのは大変ですよね。そんなに詳しく覚えなくても、両耳を親指と人さし指でつかんで全体をもみほぐしてみましょう。少しの時間もんでいるだけでも、血行がよくなって体がポカポカしてきますよ。

また、おふろの後に綿棒で耳掃除をするときにも、綿棒の先で耳を軽く押してみましょう。まんべんなく押してみて、痛いところは不調があるところかもしれません。念入りにもんだり、押したりすると不調のケアに役立ちますよ。

とくに食欲を抑えたいときや、「何か食べたい！」と思ったら、食べ物を口にする前に耳全体をもんでみましょう。不思議とムダな食欲が抑えられますよ。

それに、耳をもんでいると目や頭もスッキリしてきます。疲れたときの気分転換にもぜひ行ってみてくださいね。

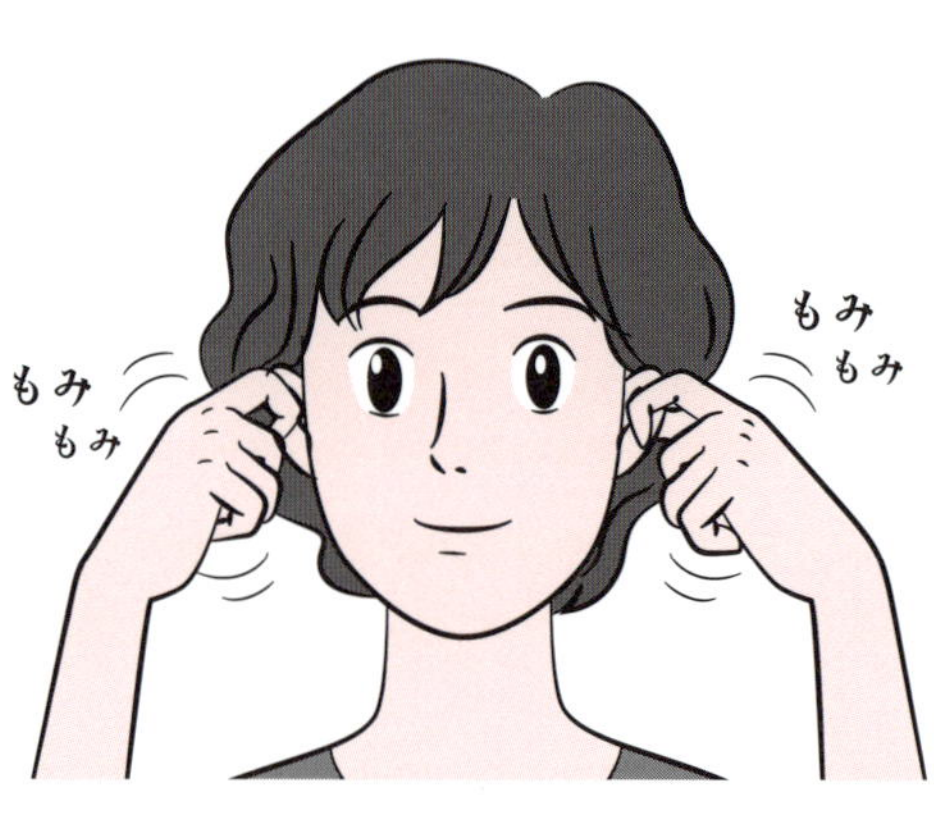

第5章

心・体・ダイエット

お悩み別
健康ヨガ体操

やる気のあるときにプラスして行いましょう

これまで紹介したヨガを行ってみて体が軽くなった、健康ヨガ体操にハマった！と思う方は、やる気のある日に自分のお悩み別の体操を取り入れてみてくださいね。そこまでできれば、あなたの元気はかなりのもの！

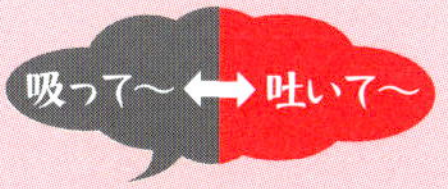

のマークがついているポーズは息を止めずに吸って、吐いてを自然呼吸で続けます。

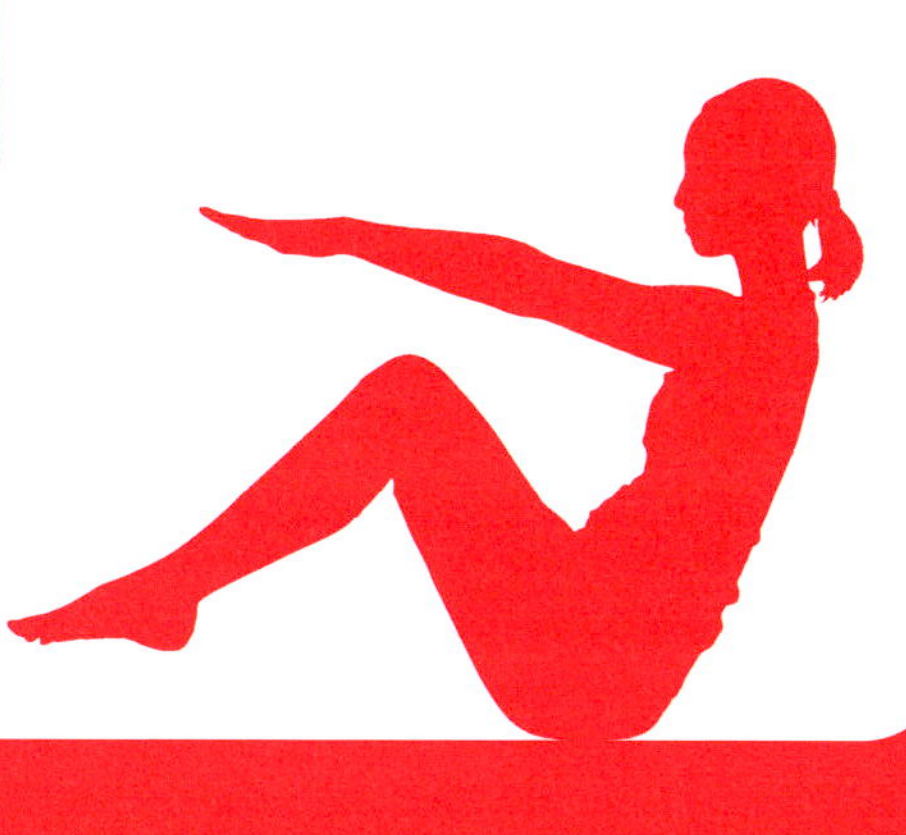

お悩み別
健康ヨガ体操①

後ろ姿で年齢がわかるって知ってます？若返り、不調対策、事故防止には、バランス力をつけるヨガがおすすめ

年齢を重ねてくると苦手になってくることの一つが、バランスをとることです。片足で立つとふらついたり、何かにつかまらないと立てなくなりますよね。バランス力がないと、歩いているときに隣を自転車や車が通っただけでバランスを崩してしまい、思わぬ事故につながってしまうことも。そんなことにならないためにも、荷物を持っていても、誰かにぶつかられても、倒れないようなバランス力をつけておかなければダメですよ。

バランス力をつけるために大事なのは、おなかと背中の筋力をつけることです。ここに力が入らなければまっすぐ立てないし、左右のバランスも崩れやすくなります。そこでふだんからおへその下あたり（ここには丹田《たんでん》と呼ばれるツボがあって、ここに力が入るとパワーも出るんですよ）をへこますように、力を入れることを心がけてみましょう。

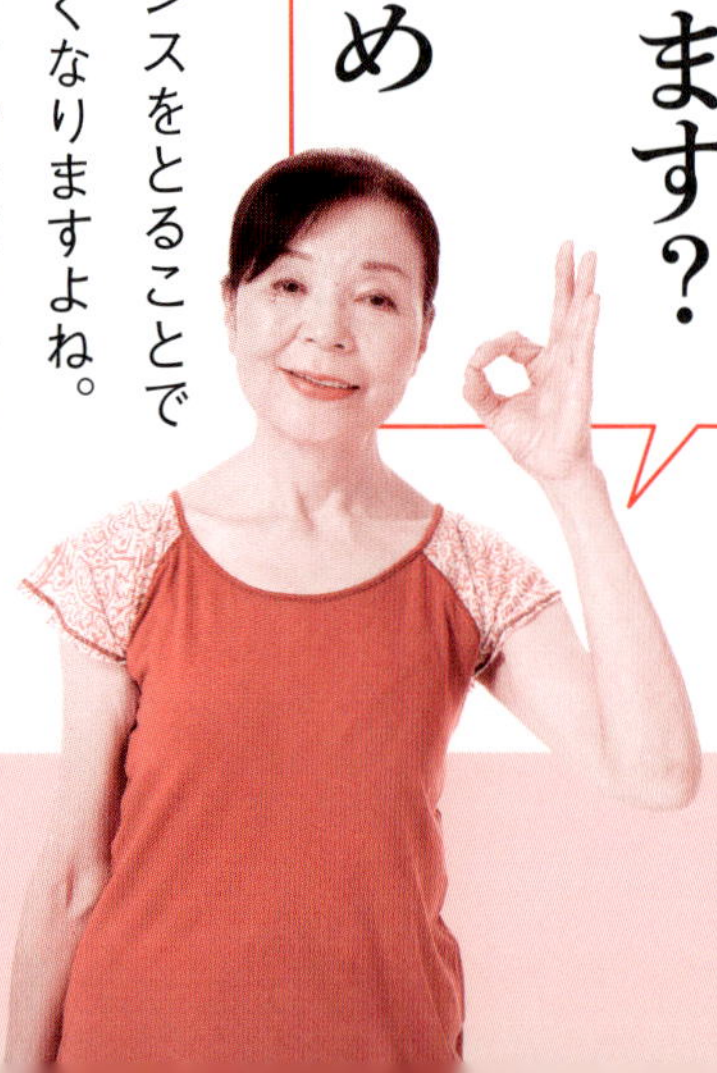

おなかに力が入ると、背中もまっすぐになります。猫背になってしまうのは、おなかの筋力が落ちてきているからなの。

「後ろ姿で年齢がわかるのよ」

若い頃、そう言われたことがあったの。そのときにはよくわからなかったけれど、今ではよくわかります。例えば、おじいちゃん、おばあちゃんの原宿といわれる巣鴨の映像がよくテレビで流れますよね。それを見ると、姿勢のいい人は若く見えるでしょ。年齢なんて言わなきゃわからないんだから、見た目で若く見せることが大事なんじゃないかしら。姿勢をよくするためにも、バランス力をつけることは欠かせないのよ。

背骨は家でいえば大黒柱。そこから出ている支柱が手であり、脚であり、腰であり、肩。そして背骨はすべての内臓の神経にもつながっているの。そう考えると、この**背骨のバランスが崩れると、体にいろいろな不調が起きてくる**こともわかるわよね。さあ今日からバランス力をつける健康体操で、不調対策、事故防止、そして若返ってしまいましょう。

転びにくくなるヨガ

猫背も治るし、背中も肩もラクになるわよ 片足バランス立ち

8つ数える

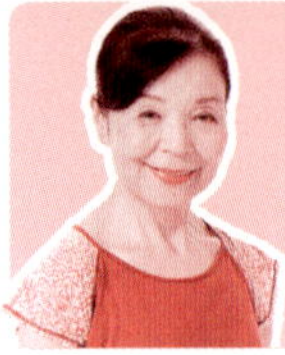

簡単と思うかもしれないけど、やってみるとふらつくんです。でも、すぐにできるようになるからご安心を。ふらついたら下腹に力を入れると、背中がまっすぐになりますよね。はじめは転ばないように壁やいすに手をついて行いましょうね。

1 足をそろえて両手を上げる

吸って〜⟷吐いて〜

Point
頭を上から引っ張られているように、背中が伸びているのを意識しますよ

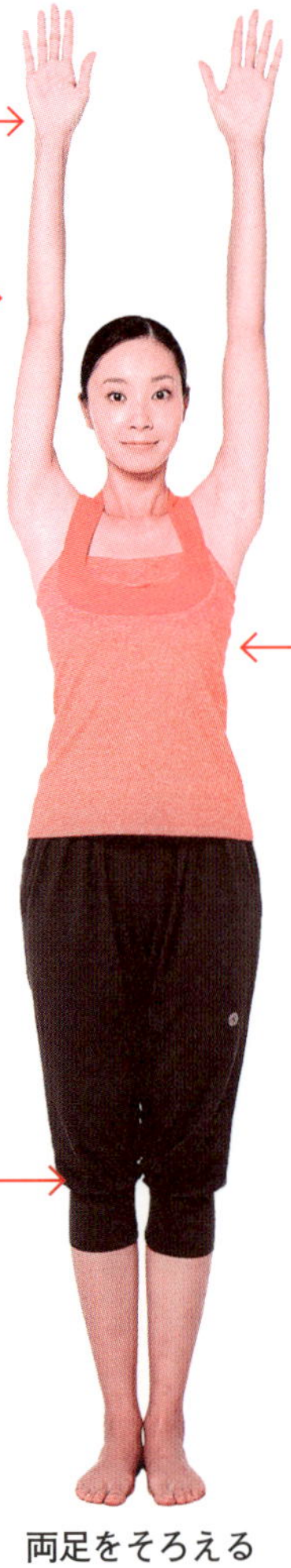

手のひらを正面に向けて両手を上げる

ひじを伸ばす

背筋を伸ばす

ひざを伸ばす

両足をそろえる

できない人は

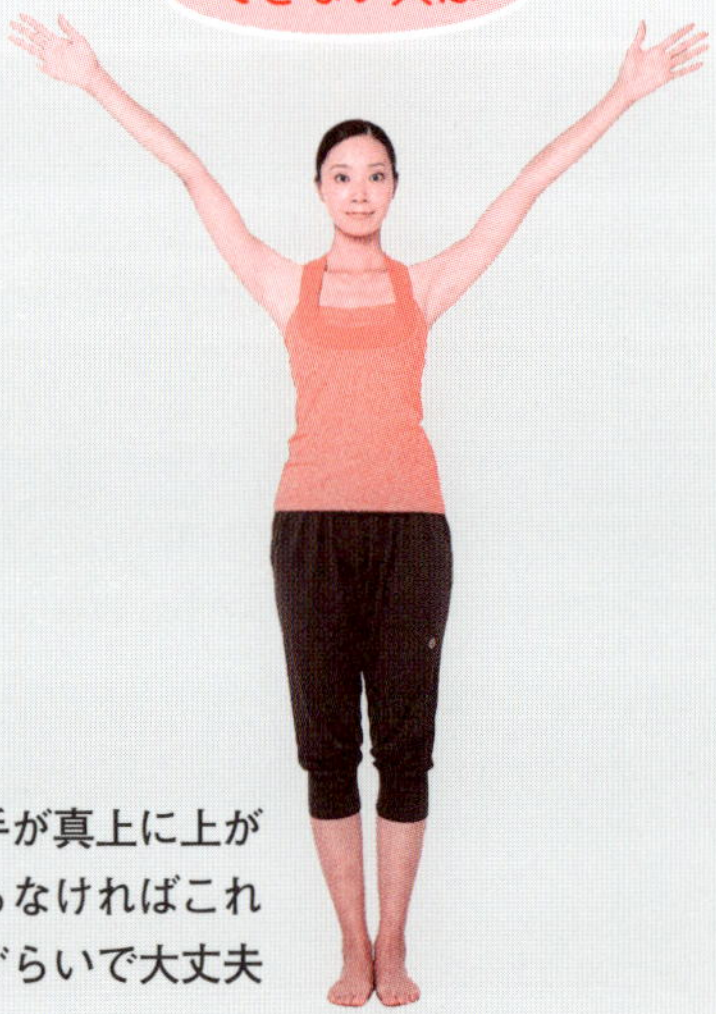

手が真上に上がらなければこれぐらいで大丈夫

郵便はがき

料金受取人払郵便

小石川局承認

1426

差出有効期間
平成27年9月
29日まで

112-8731

東京都文京区音羽二丁目
十二番二十一号
講談社 生活文化局
「講談社実用BOOK」行

愛読者カード

今後の出版企画の参考にいたしたく存じます。ご記入のうえご投函くださいますようお願いいたします(平成27年9月29日までは切手不要です)。

ご住所　〒□□□-□□□□

お名前
(ふりがな)

生年月日（西暦）

電話番号

性別　1男性　2女性

メールアドレス

今後、講談社から各種ご案内やアンケートのお願いをお送りしてもよろしいでしょうか。ご承諾いただける方は、下の□の中に○をご記入ください。

□ 講談社からの案内を受け取ることを承諾します

TY 000008-1305

本のタイトルを お書きください

a　**本書をどこでお知りになりましたか。**

1 新聞広告（朝、読、毎、日経、産経、他） 2 書店で実物を見て
3 雑誌（雑誌名　　　　　　　　　　　） 4 人にすすめられて
5 DM　6 その他（　　　　　　　　　　　　　　　　）

b　**ほぼ毎号読んでいる雑誌をお教えください。いくつでも。**

c　**ほぼ毎日読んでいる新聞をお教えください。いくつでも。**

1 朝日　2 読売　3 毎日　4 日経　5 産経
6 その他（新聞名　　　　　　　　　　　　　　　　）

d　**値段について。**

1 適当だ　2 高い　3 安い　4 希望定価（　　　　　円くらい）

e　**最近お読みになった本をお教えください。**

f　**この本についてお気づきの点、ご感想などをお教えください。**

2 両手を横に開いて片足で立つ

吸って〜⟷吐いて〜

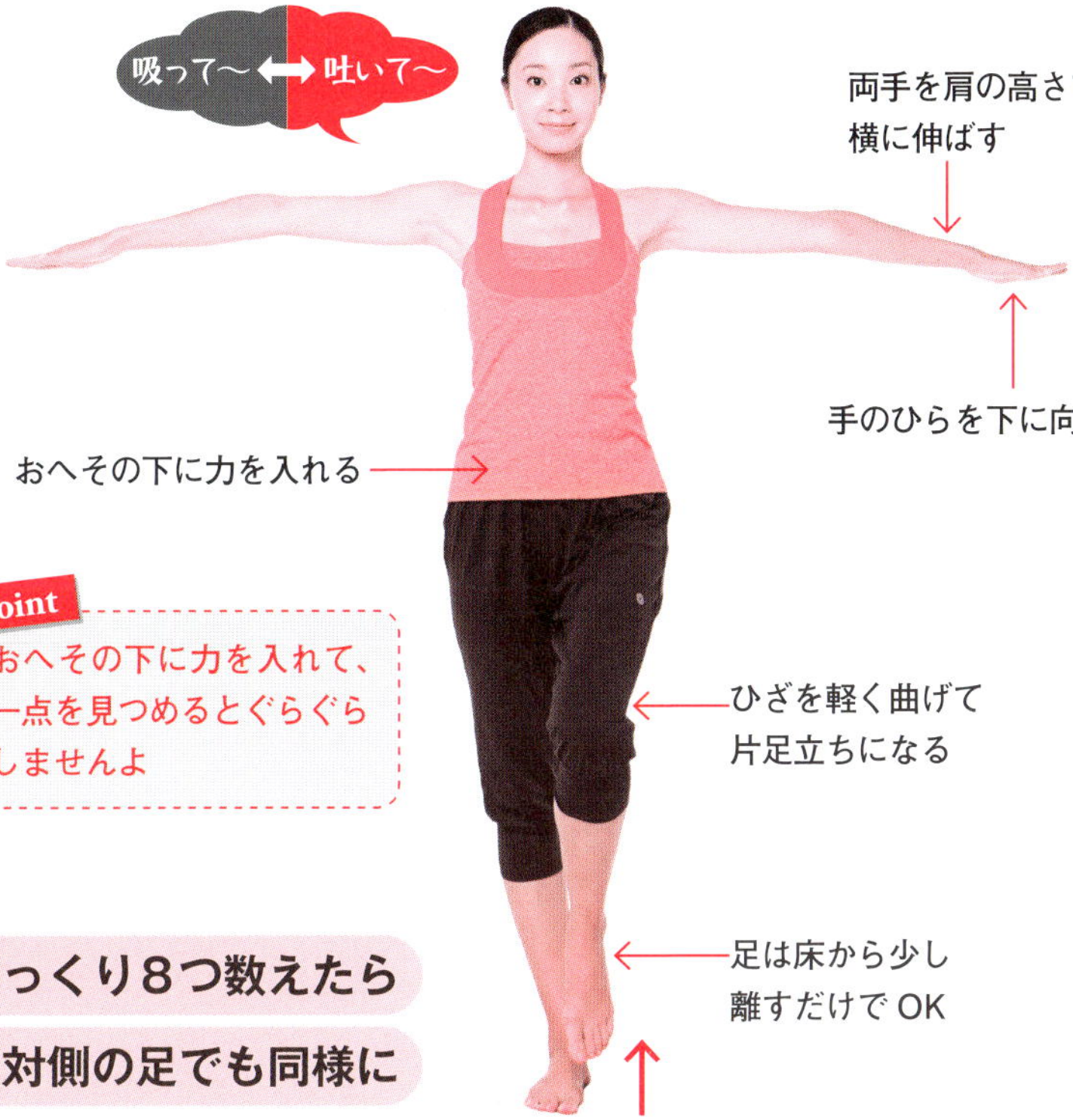
両手を肩の高さで
横に伸ばす
手のひらを下に向ける
おへその下に力を入れる
ひざを軽く曲げて
片足立ちになる
足は床から少し
離すだけで OK

Point
おへその下に力を入れて、一点を見つめるとぐらぐらしませんよ

ゆっくり8つ数えたら
反対側の足でも同様に

できない人は

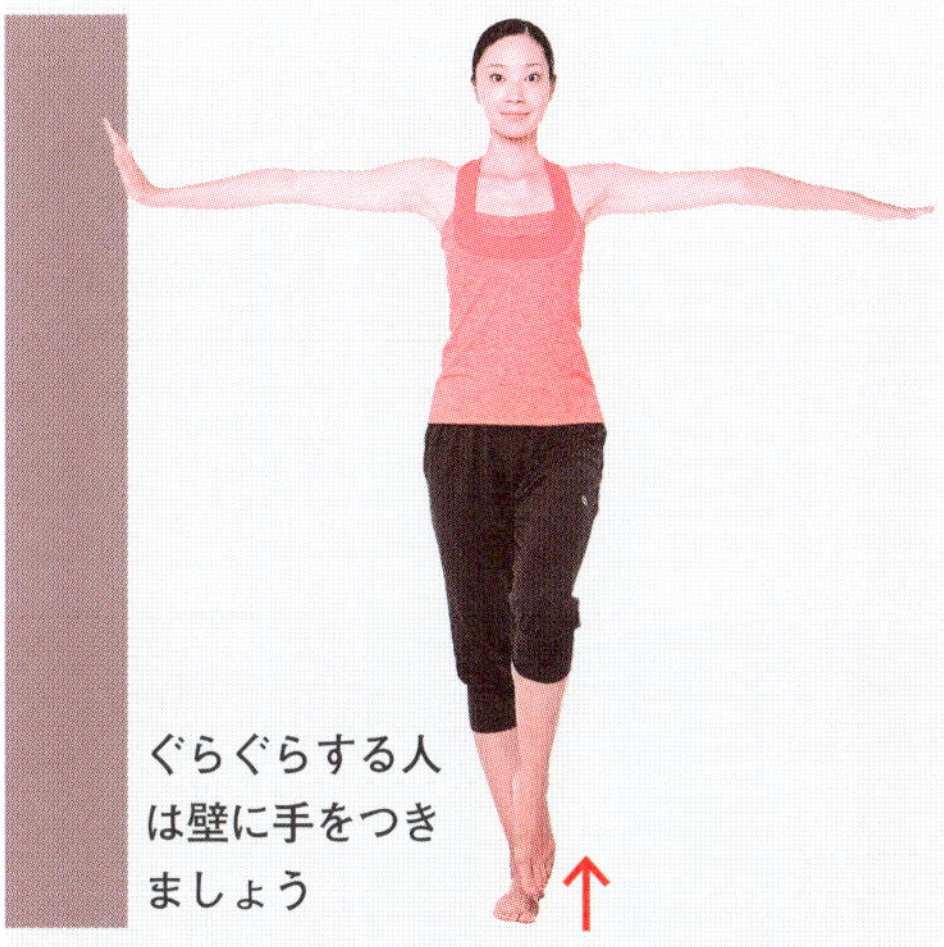
ぐらぐらする人は壁に手をつきましょう

集中力がアップするヨガ

一つのことに集中できて、ボケ防止に
木のポーズ

8つ数える

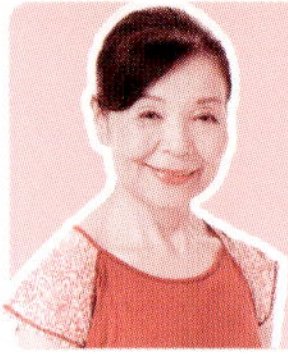

片足バランス立ちより、少しレベルアップしたバランスポーズ。下腹に力を入れて、そこに意識を集中しないとふらつくから、集中力がついてボケ防止にも！　ゆがみもとれるので内臓の調子がよくなって、疲れにくくなりますよ。

1 足をそろえてまっすぐ立つ

吸って〜⇔吐いて〜

背筋を伸ばす

肩の力を抜く

両手は体の横に

足をそろえる

2 片方のかかとを上げる

吸って〜⇔吐いて〜

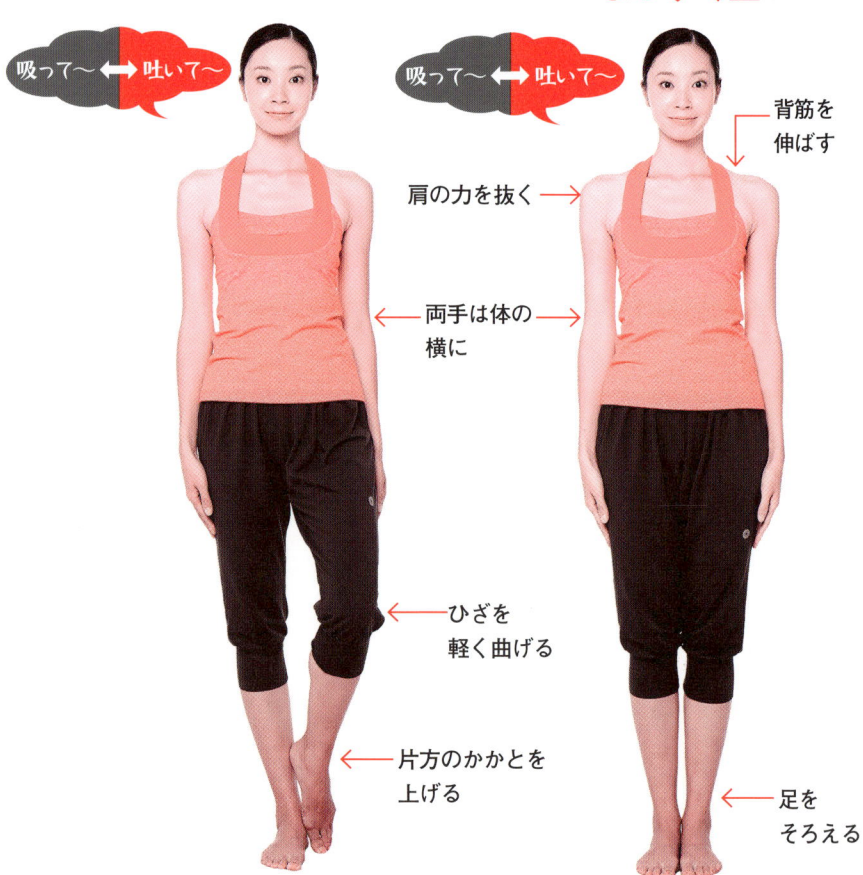

両手は体の横に

ひざを軽く曲げる

片方のかかとを上げる

3 両手を胸の前でそろえて合掌

吸って〜⟷吐いて〜

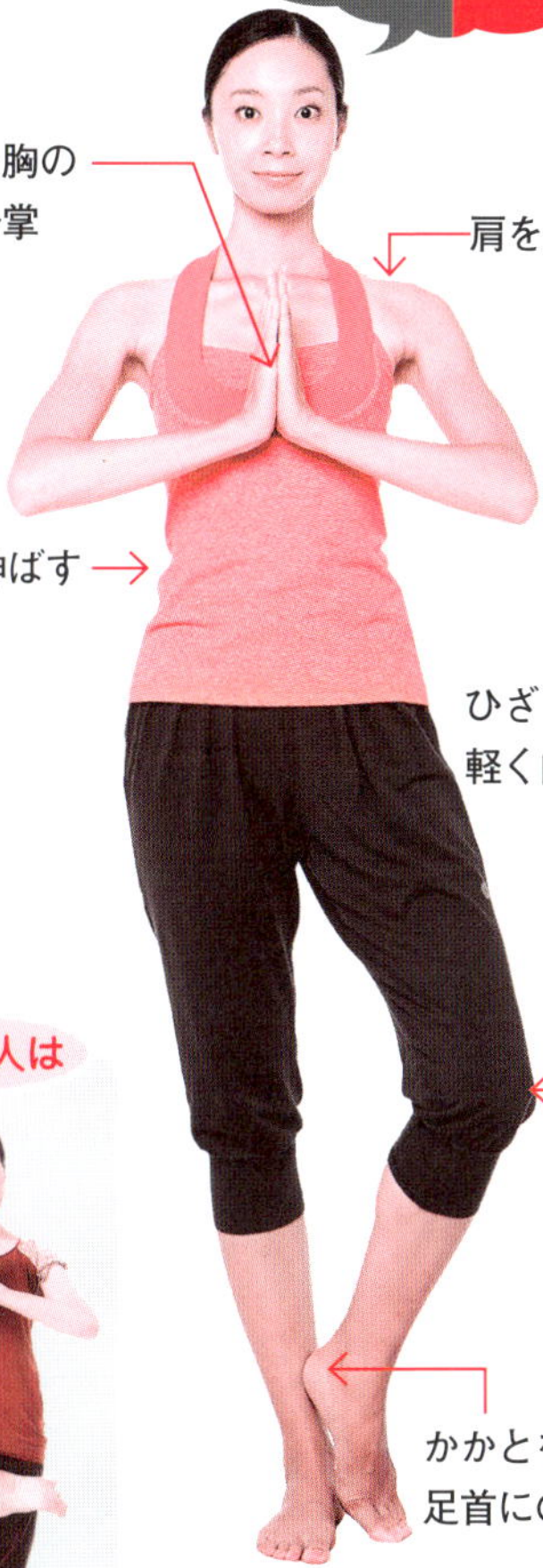

両手を胸の前で合掌

肩を下げる

背筋を伸ばす

ひざを軽く曲げる

かかとを反対の足首にのせる

Point
おなかに力を入れて、腰を反らさないようにしましょう

4 合掌したまま両手を上げる

吸って〜⟷吐いて〜

Point
息を止めないで

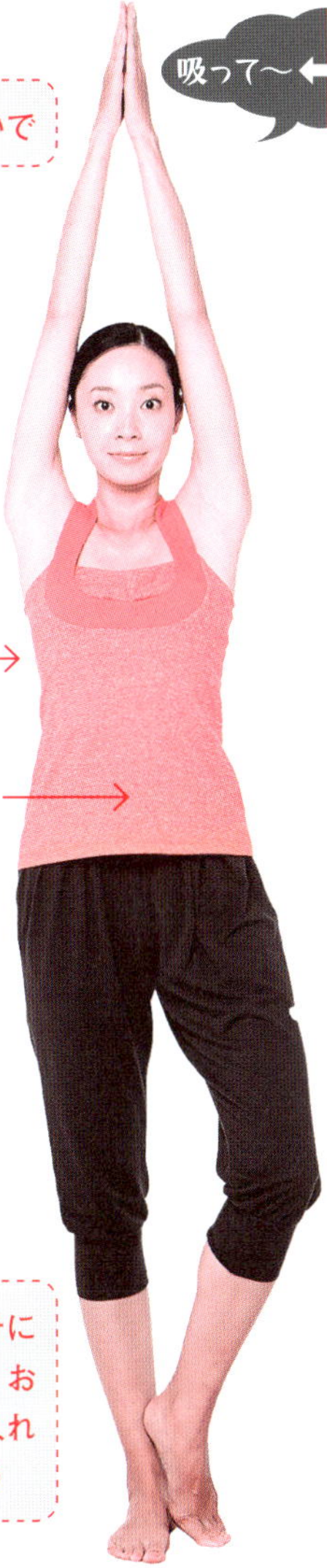

背中を反らさない

おなかを上に引き上げる

Point
おへそをタテにするように、おなかに力を入れてみましょう

かかとは反対の足首にのせたまま

8つ数えたら

反対側も同様に

できる人は

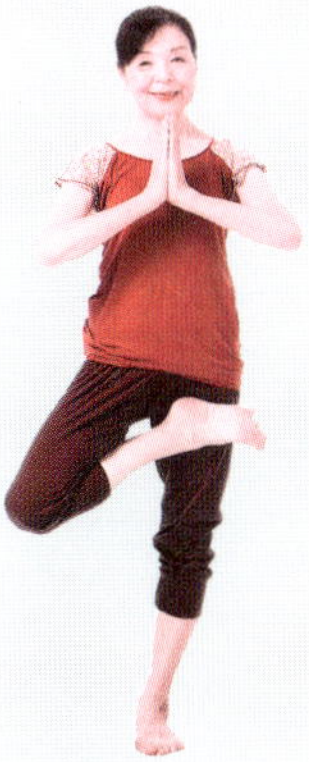

できる人はここまで足を上げてください

ストレス解消ヨガ

くるくるまわると、悩みも吹き飛ぶわよ
ヘリコプターのポーズ

10回

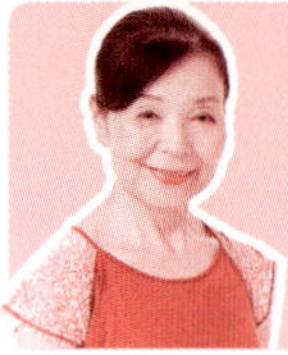

子どもは遊びながらくるくるまわってますよね。恐るべきバランス力！　バランス力がつけば年齢に関係なくくるくるまわれるようになりますし、まわっているうちに、ちっぽけな悩みなんか吹き飛んで、楽しくて、笑いたくなりますよ。

1 両手を横に開いてまっすぐ立つ

吸って〜⟷吐いて〜
肩の力を抜いて
リラックス
両手を肩の高さで
伸ばす
両足をそろえて立つ

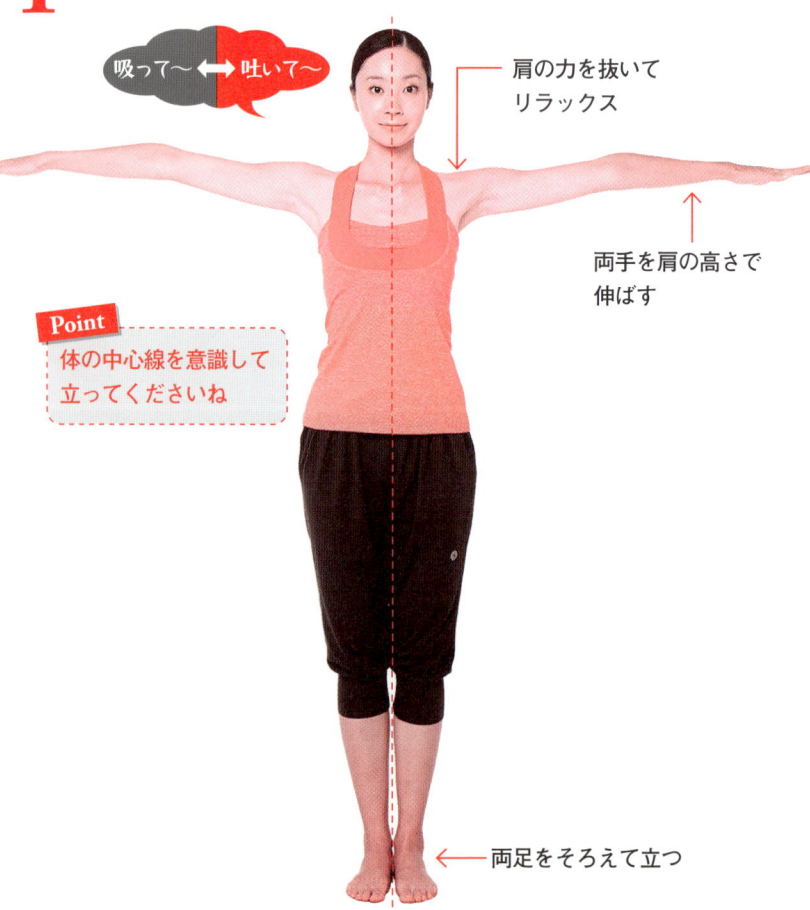

Point
体の中心線を意識して
立ってくださいね

2 ゆっくり時計まわりにまわる

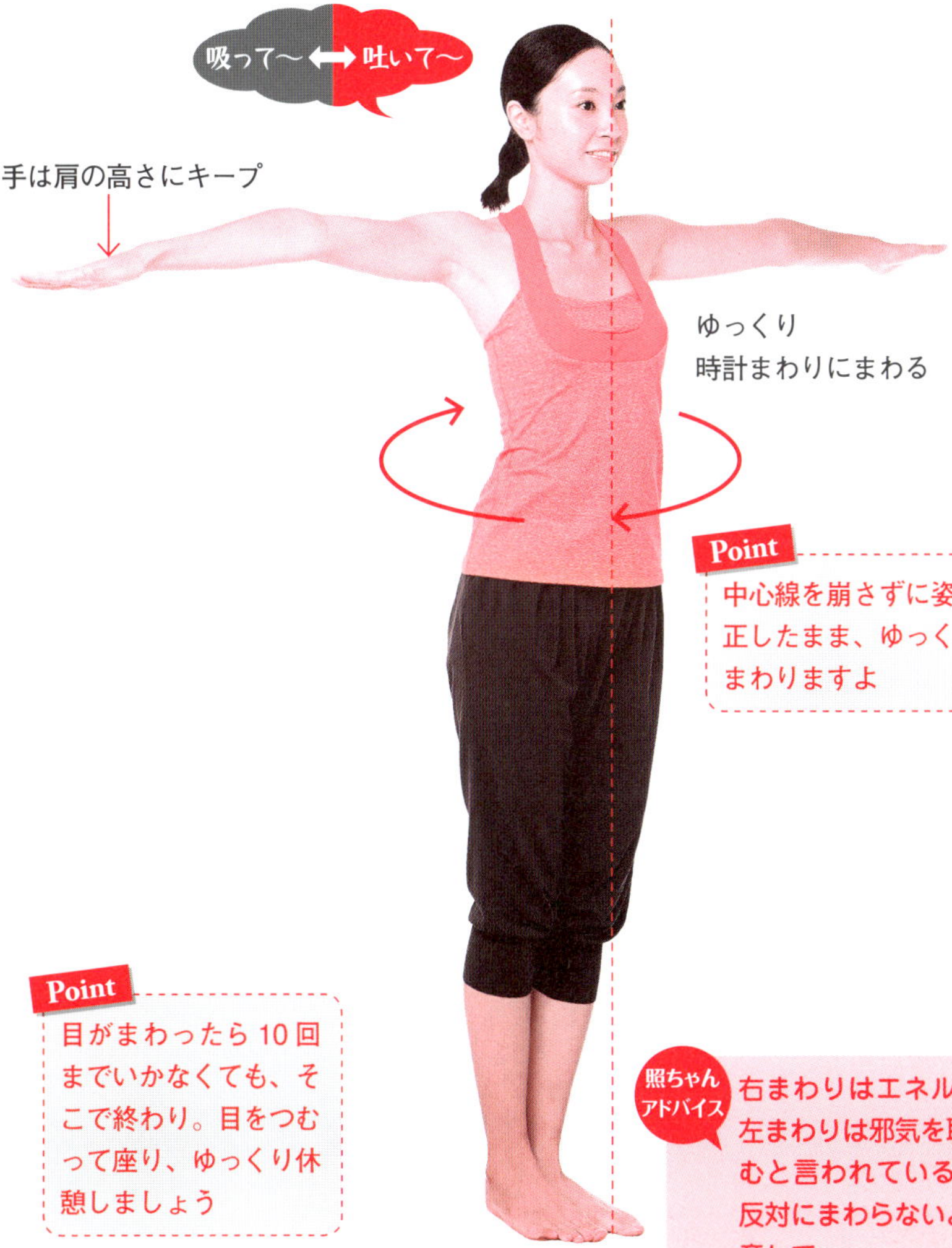
吸って〜⟷吐いて〜
手は肩の高さにキープ
ゆっくり
時計まわりにまわる

Point
中心線を崩さずに姿勢を正したまま、ゆっくりとまわりますよ

Point
目がまわったら10回までいかなくても、そこで終わり。目をつむって座り、ゆっくり休憩しましょう

照ちゃんアドバイス
右まわりはエネルギー、左まわりは邪気を取りこむと言われているから、反対にまわらないよう注意して

10回まわりましょう

お悩み別
健康ヨガ体操②

おなかをペコペコ動かせば いくつになっても スタイルがよくなるわよ

いくつになっても体型の悩みで気になるのは、おなかでしょう。食べることは生きる楽しみの一つですし、私の場合、あと50年も生きられるわけではありませんから（笑）、おいしいものを楽しく食べたい。だから、おなかをへこませるために、食べたいものをガマンするのは、誰でもいやなものでしょう。

ではなぜ、**若い頃はへこんだおなかがへこまなくなったのかというと、おなかと背中の筋力が落ちたから**なのね。足腰が弱くなり体のバランスがとれなくなると、体を前に倒して、猫背の姿勢で転ばないようにバランスをとるようになります。すると、おなかの筋肉は常に曲がり、背中の筋肉は常に伸びきっているので、筋力が弱くなり、おなかをへこませる力がなくなるわけですね。

健康ヨガ体操では、おなかをへこませるために、おなかと背中に力を入れて、筋肉を刺激するポーズを行います。最初はおなかに力が入らなくて、うまくポー

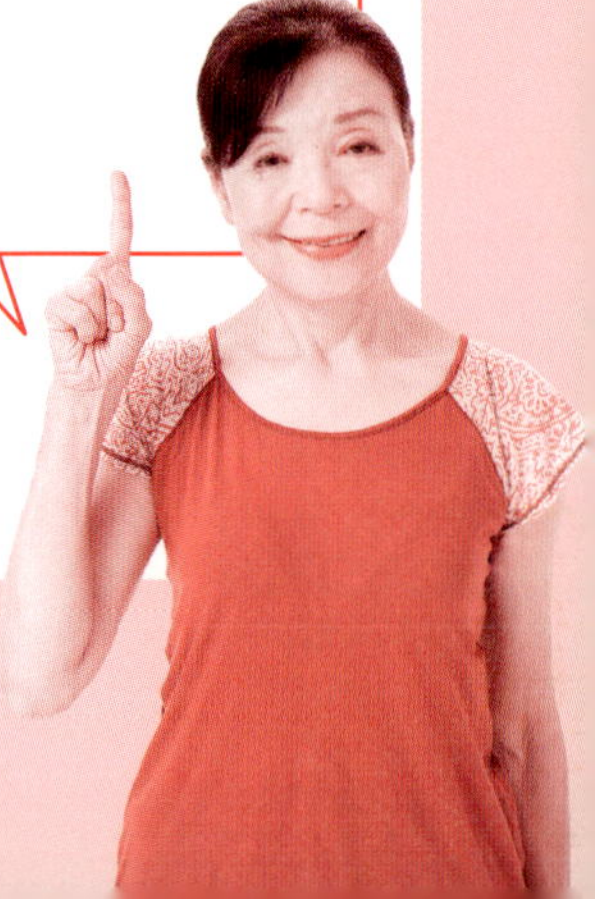

ズがとれないかもしれません。でも毎日少しずつ続けてくださいね。完成ポーズができるようになった頃には、スカートのウエストがきっとゆるくなっていますから。

それとあわせて、ふだんの生活の中でもおなかに力を入れる動きを取り入れましょう。私が習慣にしているのは、**おなかをペコペコとふくらませたり、へこませたりすること**。台所に立ちながら、おなかをペコペコとよく動かすんですよ。そのたびにおなかがギュルギュル鳴るので、少し恥ずかしいんですけどね。でも最初はおなかが動かなかったんですが、毎日動かすことで、筋肉がついておなかがへこんできましたよ。

そのうえ、全くの便秘知らずになりました。それどころか、**朝、便意を感じて起きるほど毎朝快腸！**　便をたくさん出せば体の中の毒素をどんどん外に出すことができて、免疫力も高まります。便を押し出すためにも、おなかの筋力は不可欠なんですね。放っておけば衰えていくばかりのおなかと背中の筋肉を刺激して、免疫力アップとスタイルアップを同時にかなえましょうね。

ぽっこり
おなかを
へこませる
ヨガ

がんこな便秘が改善しますよ
船のポーズ

5つ
数える

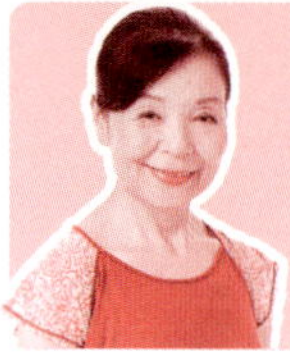

40代から下腹が出て、それ以来一度もへこんだことがないという人もいるかもしれませんね。おなかの筋力が落ちると下腹は出っ張ったまま。船のポーズはおなかに力を入れないと倒れてしまうので、できるようになれば筋力がついて下腹がへこみますよ。

1 両ひざを立てて座る

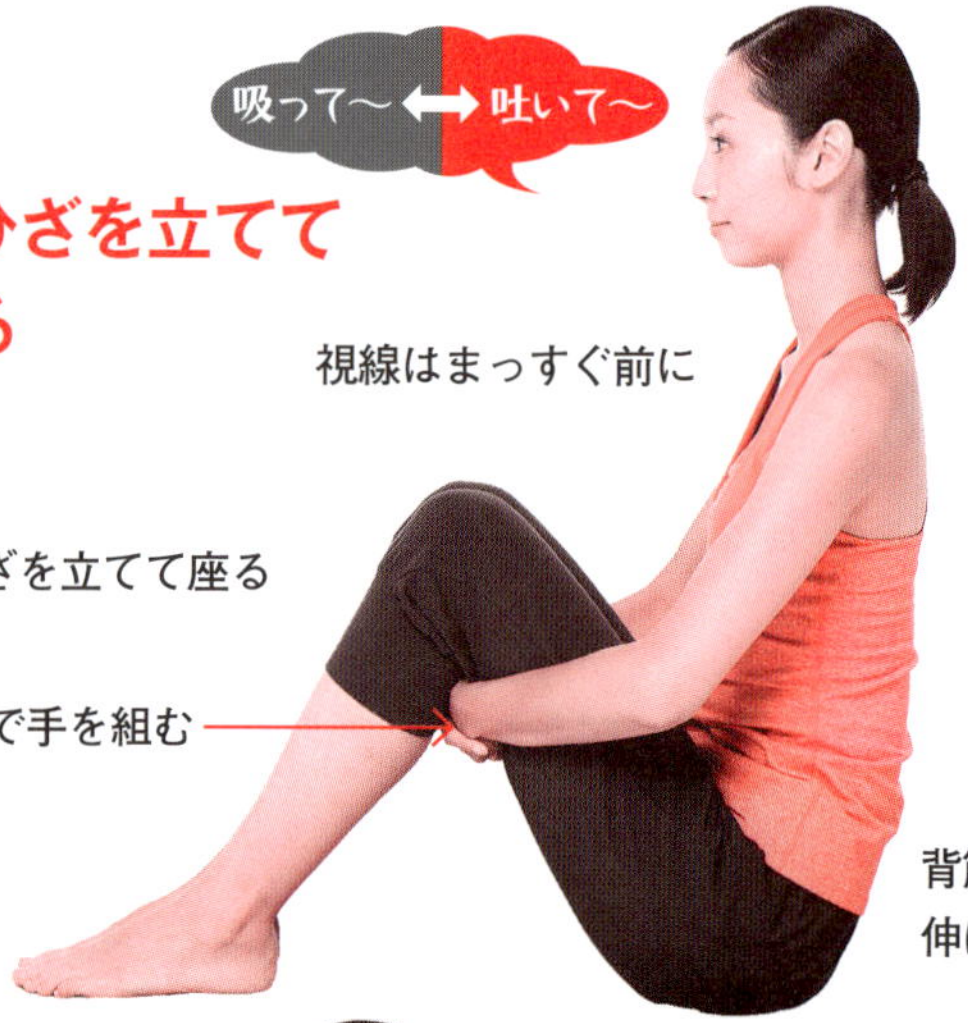
吸って〜 ⟷ 吐いて〜
視線はまっすぐ前に
両ひざを立てて座る
両ひざの裏で手を組む
背筋を
伸ばす

2 両足をそろえて上げる

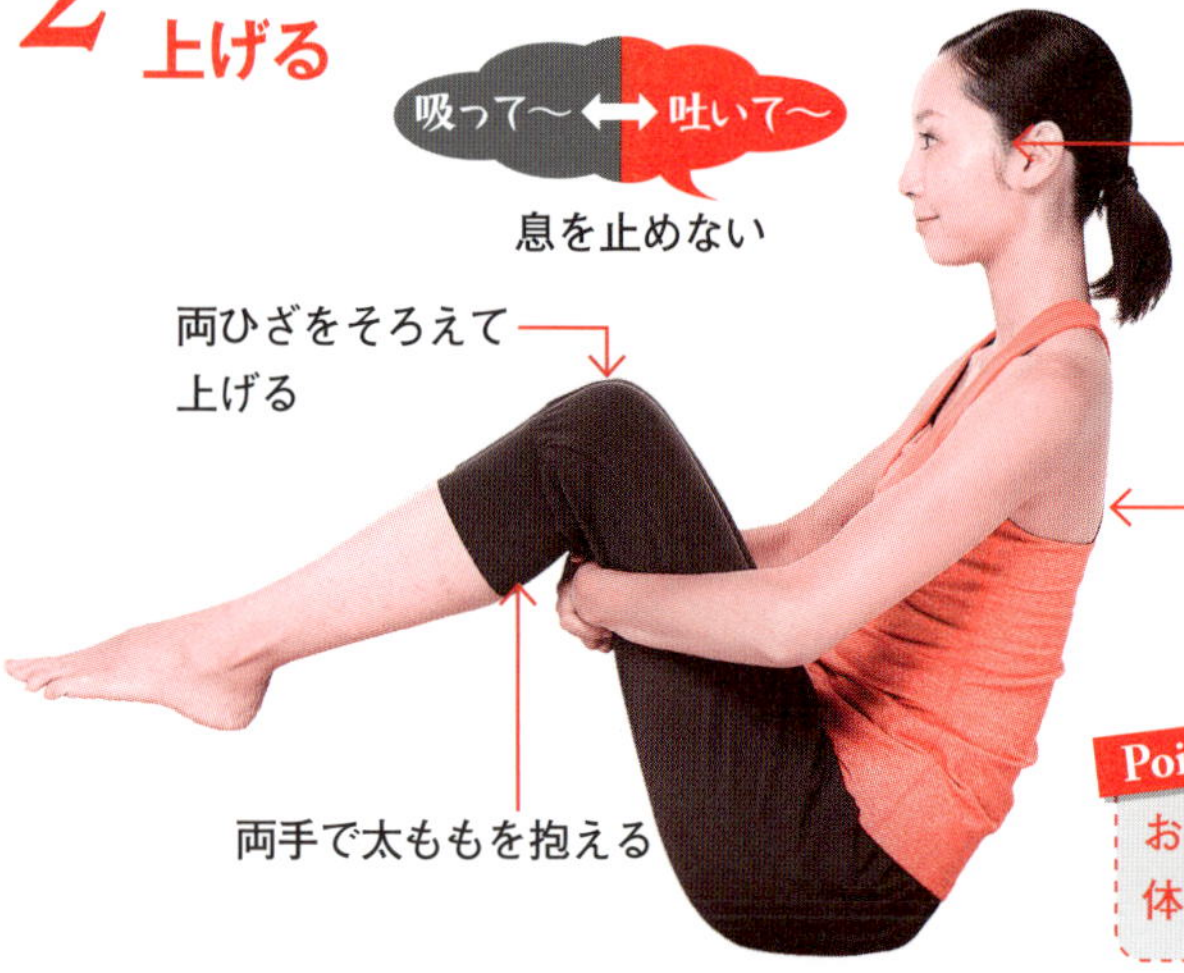
吸って〜 ⟷ 吐いて〜
息を止めない
視線はまっすぐのまま
両ひざをそろえて
上げる
背中は丸めず
背筋を伸ばす
両手で太ももを抱える

Point
おなかに力を入れて
体を支えますよ

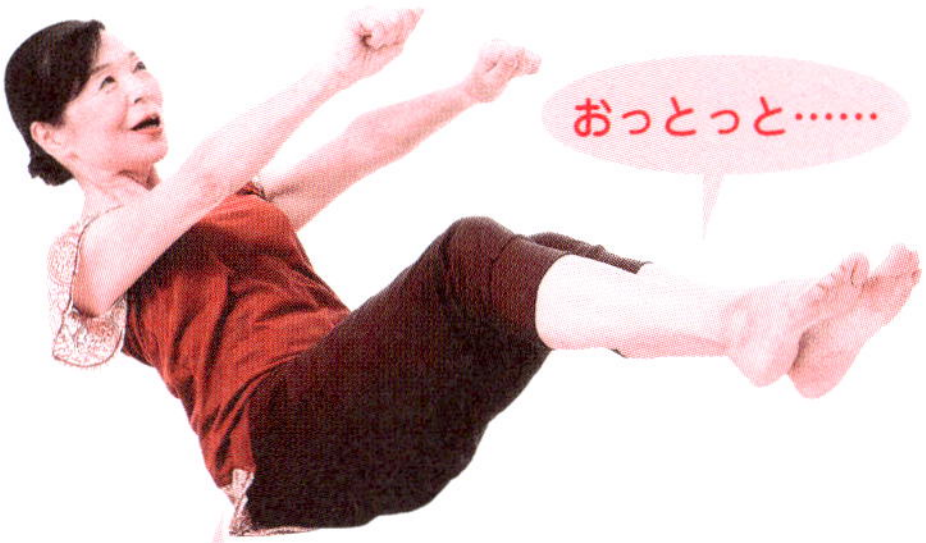
おっとっと……
おなかに力を入れないと倒れちゃうわよ

3 両手を前に出す

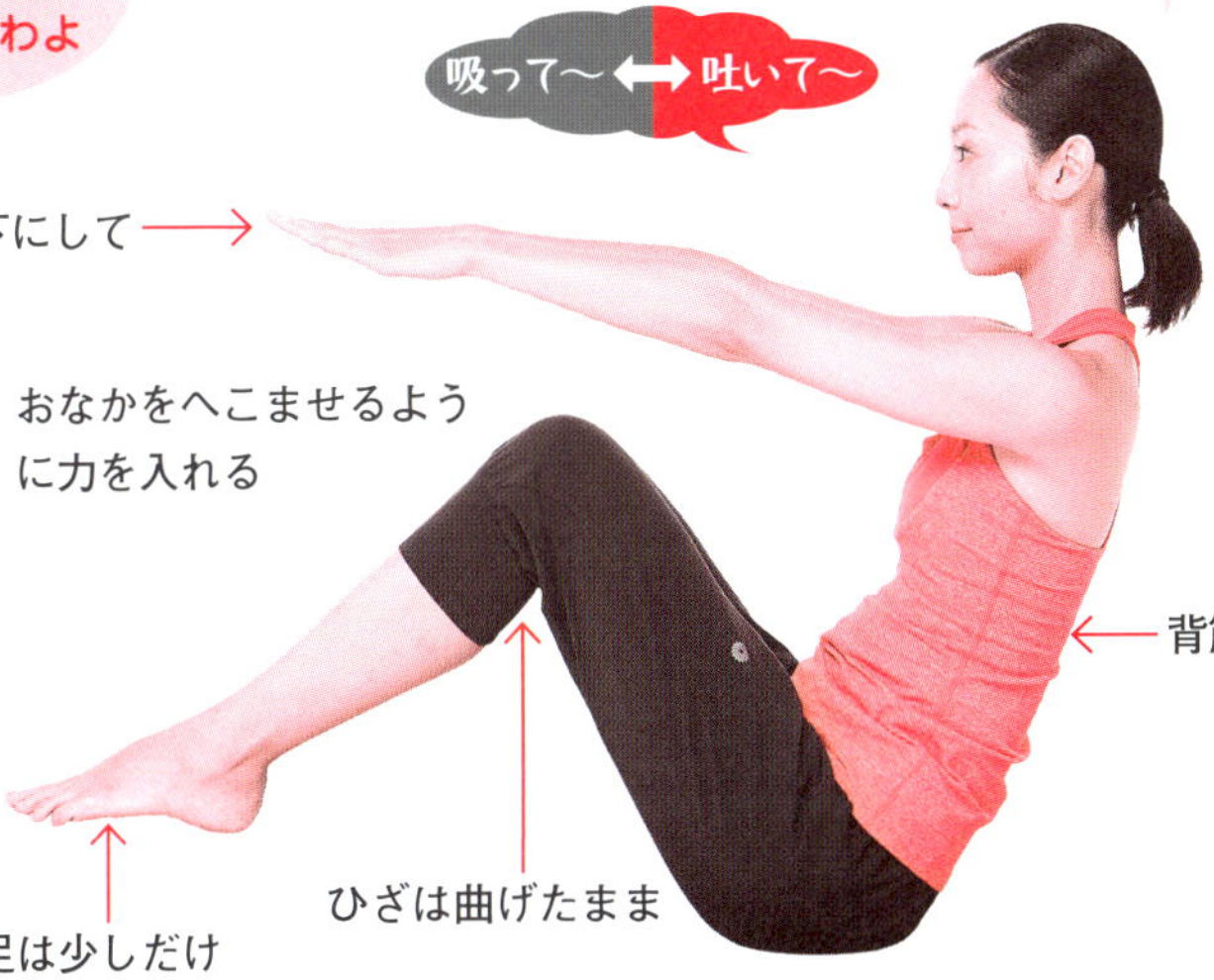
息を止めてはいけませんよ！
吐きながら両手を上げる
吸って〜
吐いて〜
手のひらを下にして両手を前に
おなかをへこませるように力を入れる
背筋を伸ばす
ひざは曲げたまま
足は少しだけ浮かせればOK

5つ数えましょう

できる人は

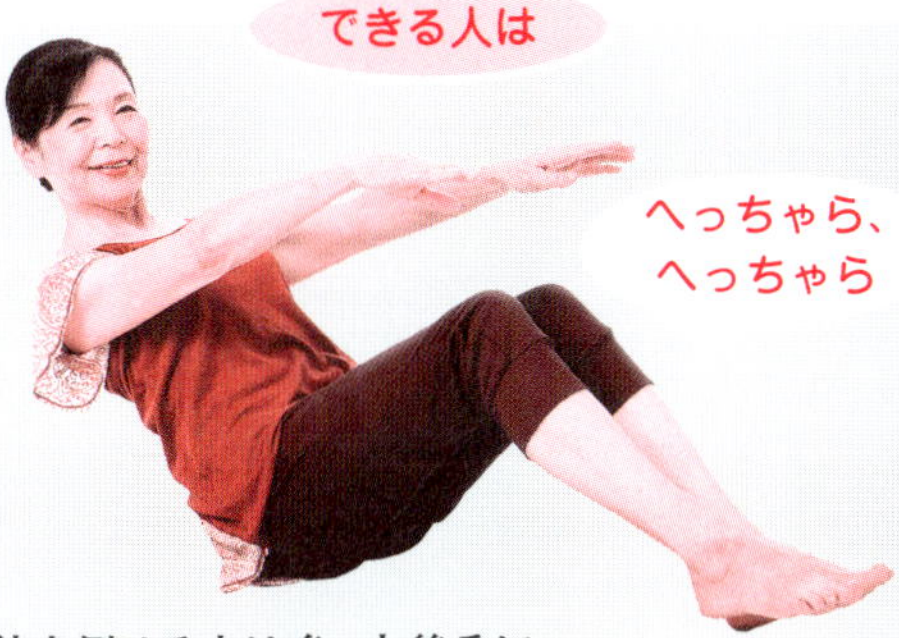
へっちゃら、へっちゃら

体を倒せる人はぐっと後ろに倒してキープして

照ちゃんアドバイス
ふらつく人は2まででいいですよ。
まわりに物がない場所で行ってください

おなかと
脚を
引き締める
ヨガ

むくみもとれて、脚が軽くなります
V字のポーズ

3つ〜5つ
数える

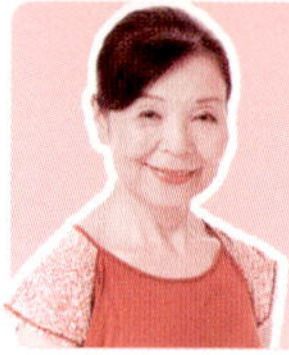

おなかに力を入れると同時に脚の裏側が伸びるので、重くむくんだ脚が軽くなるという、うれしいポーズ。足首をつかんで両足を少しだけ上げる２のポーズや、手を後ろについて脚を上げる簡単なポーズでも効果がありますよ！

1 ひざを立てて座り 足首をつかむ

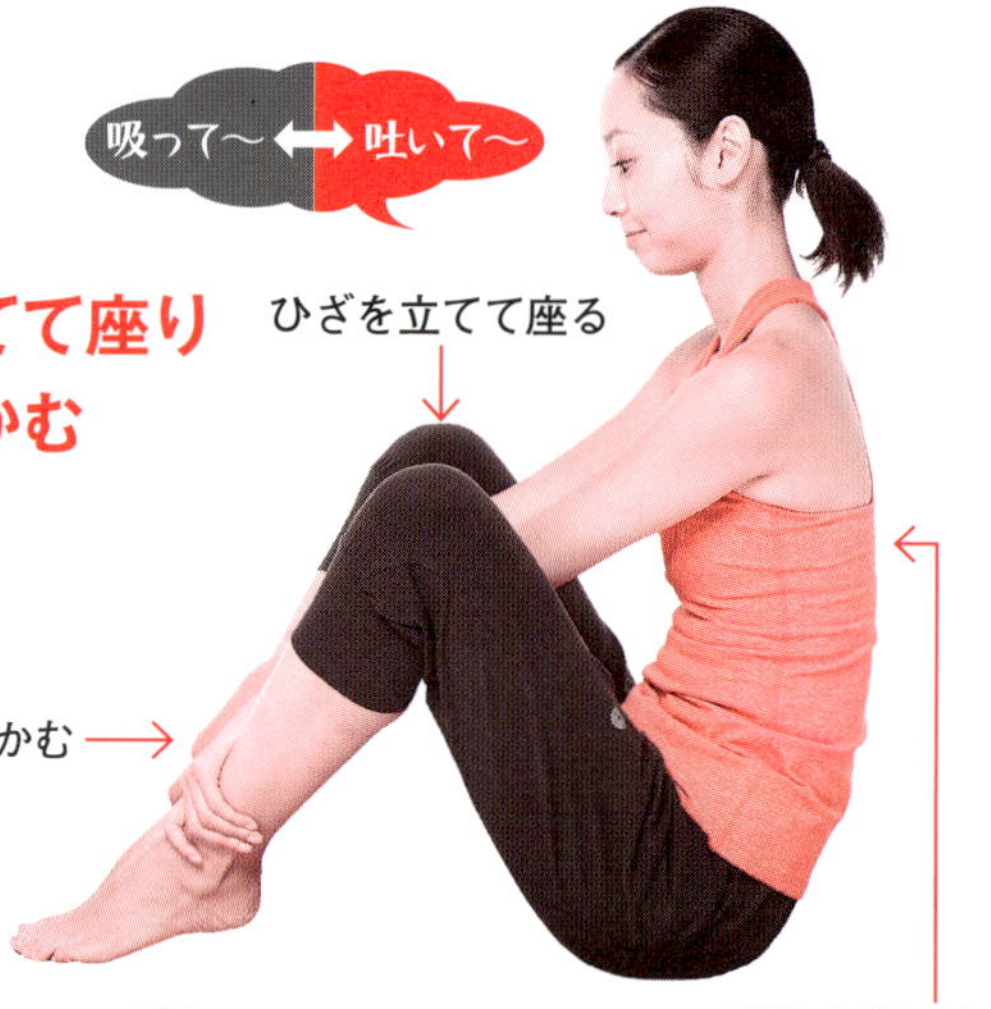
吸って〜
吐いて〜
ひざを立てて座る
足首を内側からつかむ
背筋を伸ばす

2 両足を床から上げる

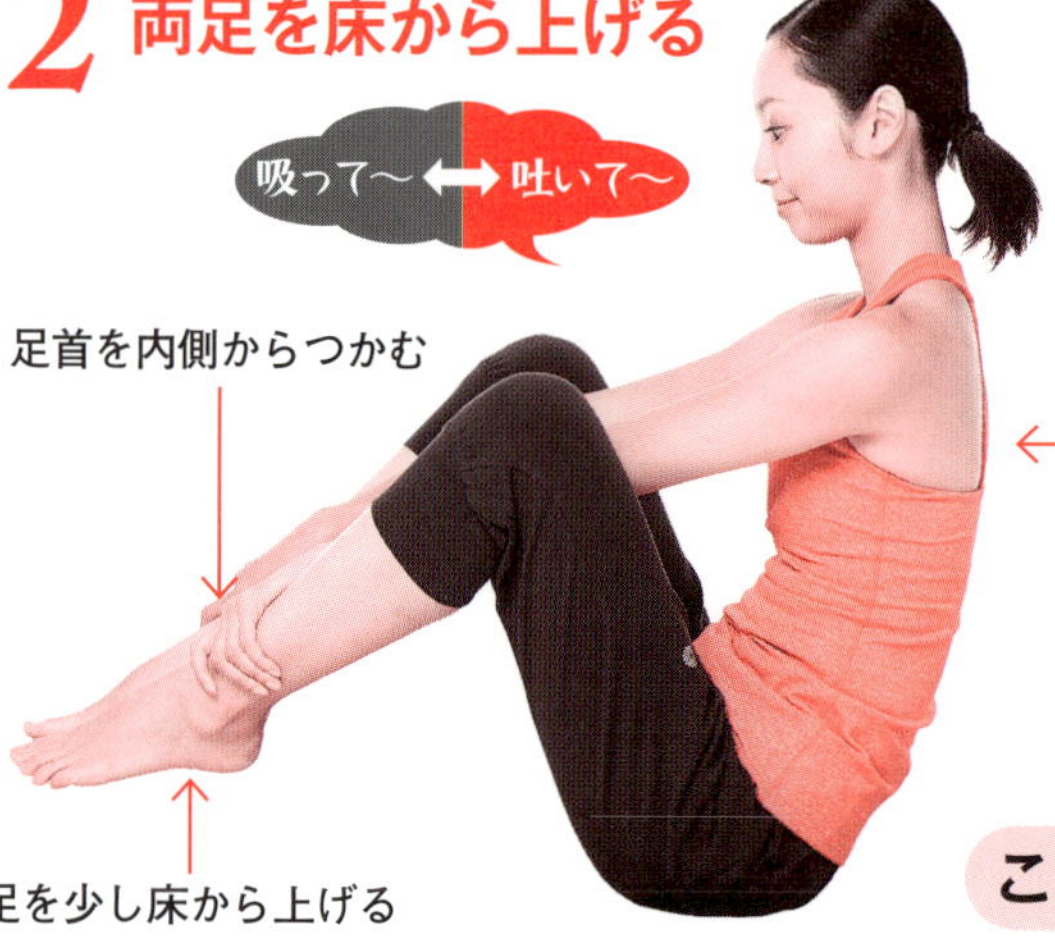
吸って〜
吐いて〜
足首を内側からつかむ
背筋を伸ばす
足を少し床から上げる

ここまででもOK！

3 両ひざを伸ばしてバランスをとる

吐きながら脚を上げて、

吸って〜 ⟷ 吐いて〜

Point
おなかに力を入れて、ひざの裏が伸びているのを感じましょう

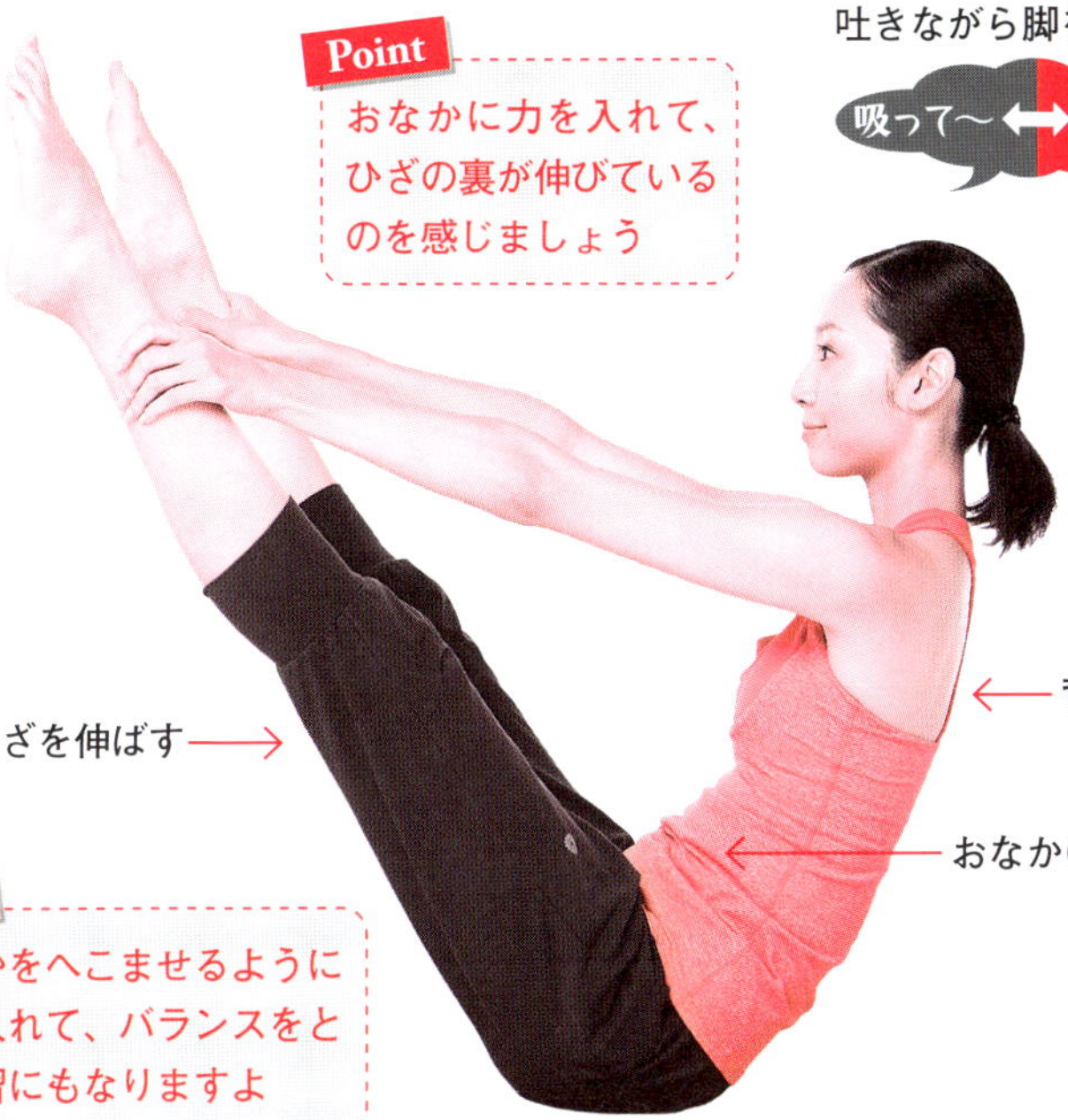
背筋を伸ばす
できるだけひざを伸ばす
おなかに力を入れる

Point
おなかをへこませるように力を入れて、バランスをとる練習にもなりますよ

3つ〜5つ数えましょう

このポーズでも効果あり

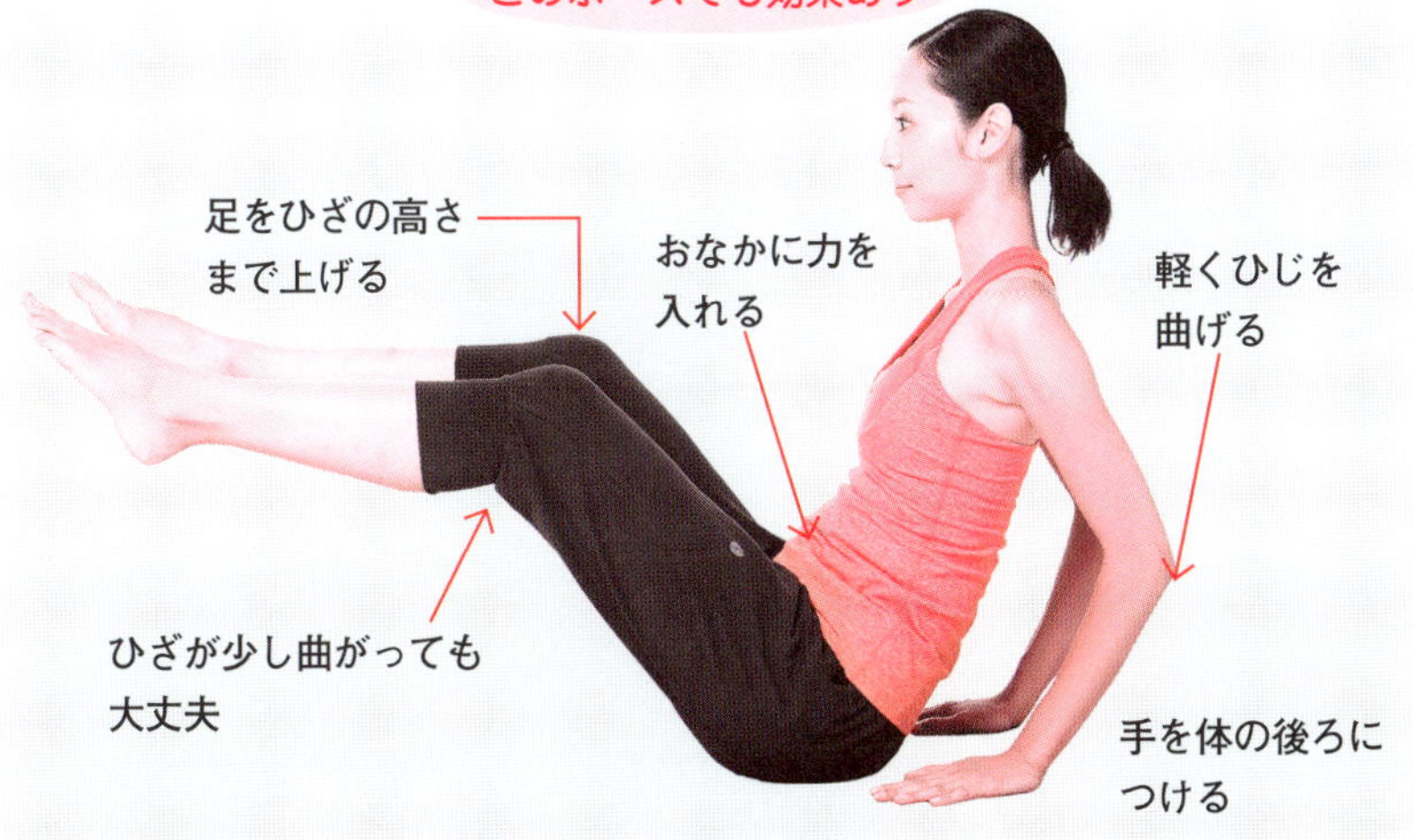
足をひざの高さまで上げる
おなかに力を入れる
軽くひじを曲げる
ひざが少し曲がっても大丈夫
手を体の後ろにつける

全身やせに
効くヨガ

おなかからみるみるやせていきます
やさしい鋤《すき》のポーズ

3つ～5つ
数える

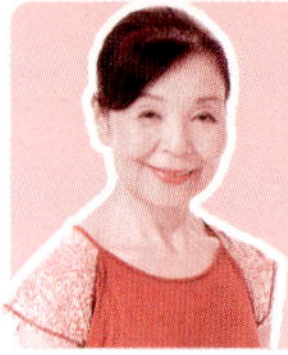

「やせるポーズは？」と聞かれると、必ずお教えするのがこのポーズ。おなかと背中の筋肉を総動員して体を引き締めるので、やせやすくなります。私も太ったなと思うときには、このポーズで元に戻しています。ただし腰の悪い人は行わないでくださいね。

1 あお向けになる

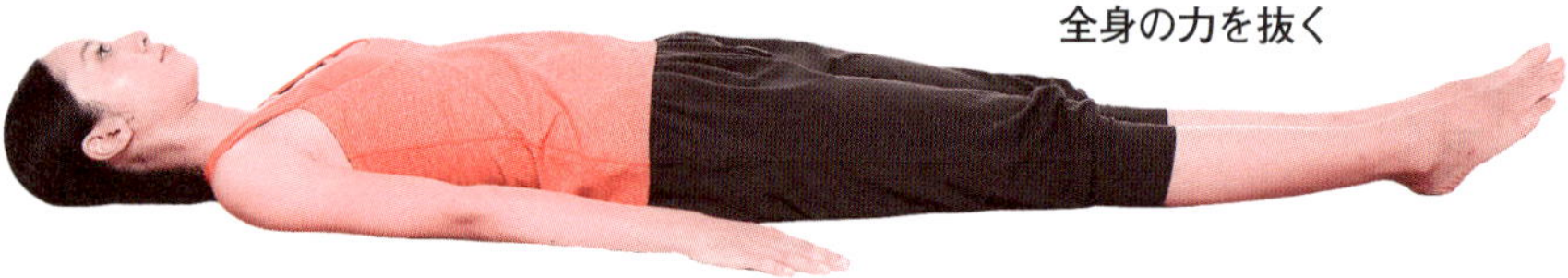
全身の力を抜く
手のひらを下にして
両手は体の横に

吸って～⟷吐いて～

2 腰を両手でおさえて両脚を上げる

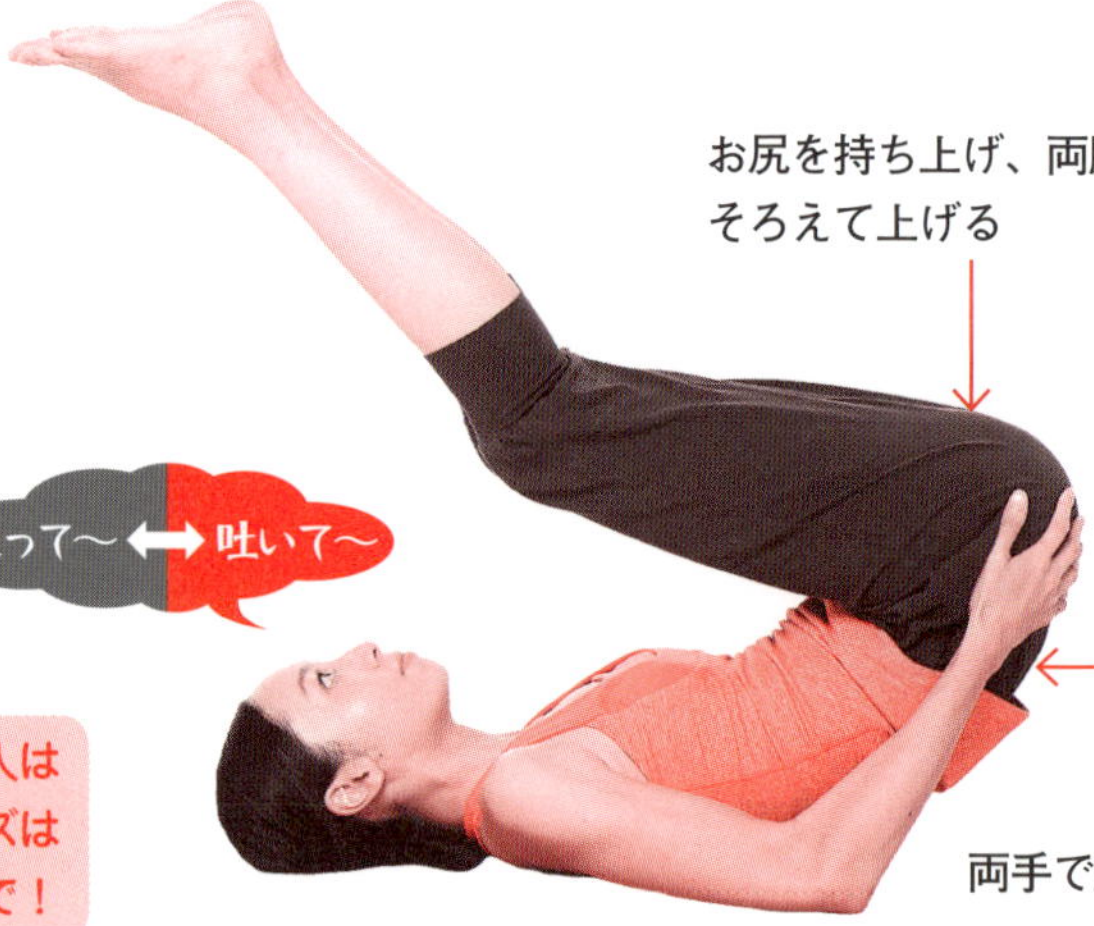
お尻を持ち上げ、両脚を
そろえて上げる
両手で腰をおさえる

吸って～⟷吐いて～

照ちゃん
アドバイス
腰が痛い人は
このポーズは
やらないで！

3 脚が床と平行になるまでお尻を持ち上げる

脚が床と平行になるまで
お尻を持ち上げる

ひざは軽く曲げてOK

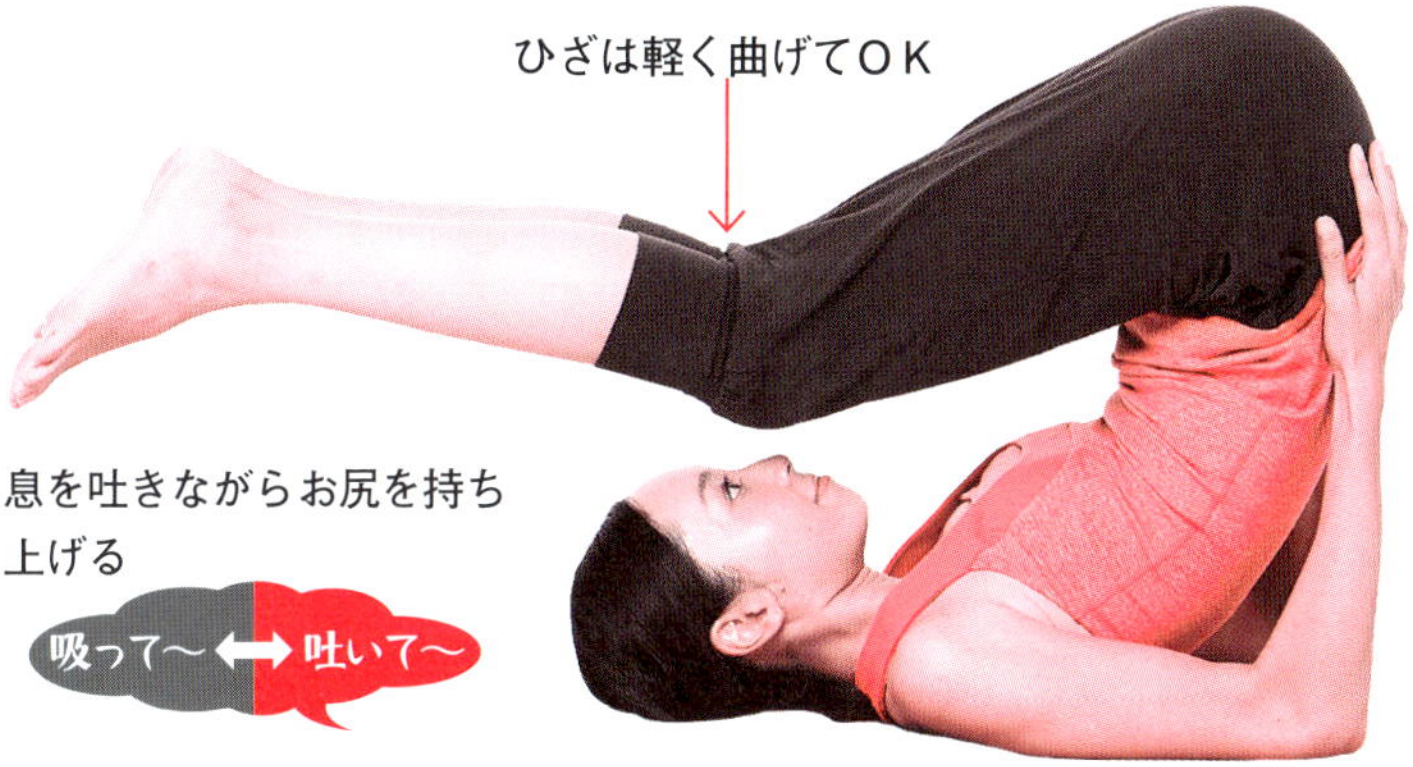

両手で
腰を支える

息を吐きながらお尻を持ち
上げる

吸って〜⟷吐いて〜

3つ〜5つ数えましょう

Point
おなかがギュッと縮まって、
腰と背中が伸びているのを感
じましょう

できる人は

つま先が床につくまで
お尻を持ち上げる

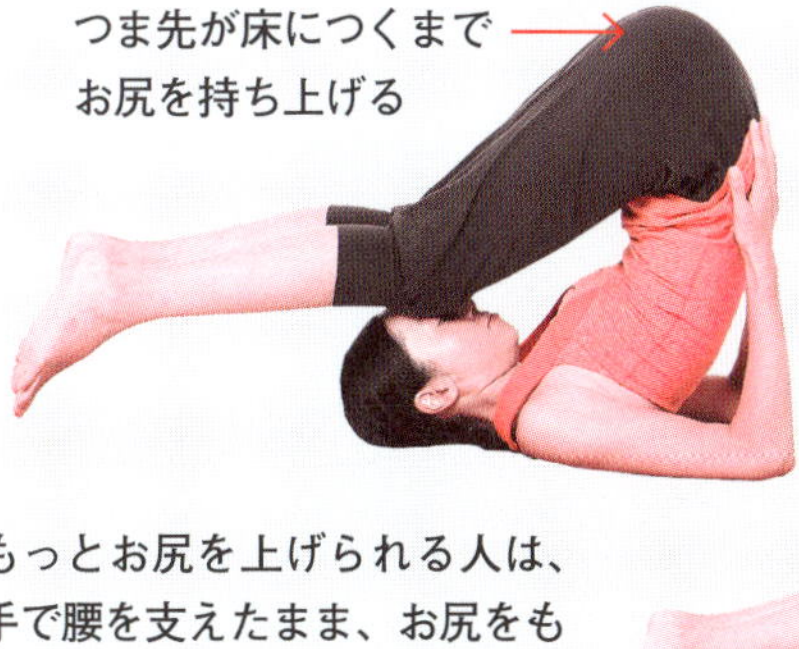

もっとお尻を上げられる人は、
手で腰を支えたまま、お尻をも
っと持ち上げて、つま先を床に
つけてキープしましょう

もっとできる人は

手を床につけたまま行いましょう

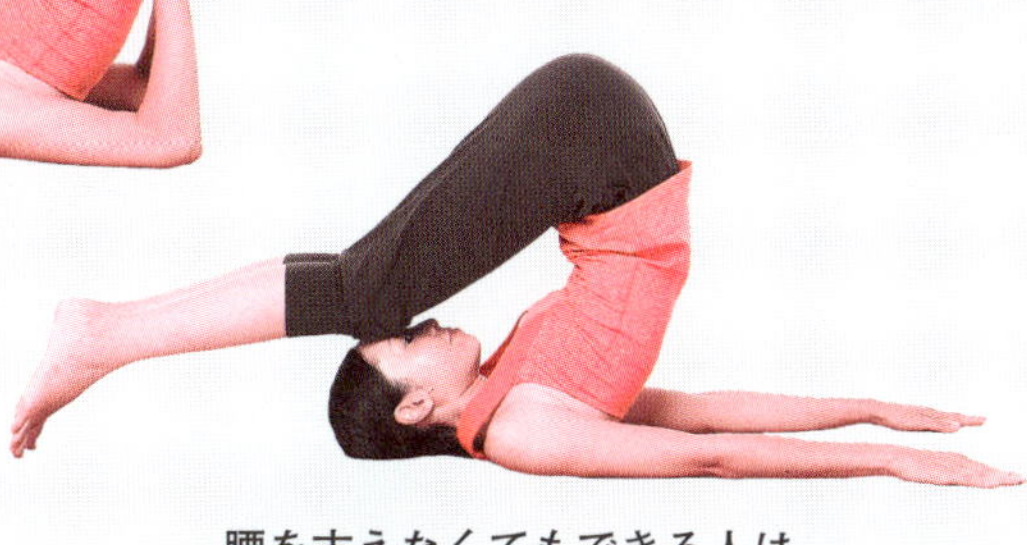

腰を支えなくてもできる人は、
手を床について体を支えて同じ
ように行いましょう

わき腹
やせの
ヨガ

久しぶりにウエストが復活!?
ハトのポーズ

5つ
数える

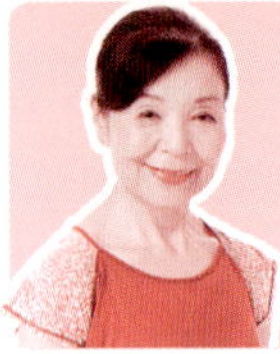

ウエストがなくなって何年でしょう（笑）。このポーズを行うとわき腹が刺激されて、何年も前に埋まったウエストが発掘されますよ。そしてこのポーズは東洋医学でいう「腎」を刺激するので、活力が出て、やる気が出てきます。

1 正座をする

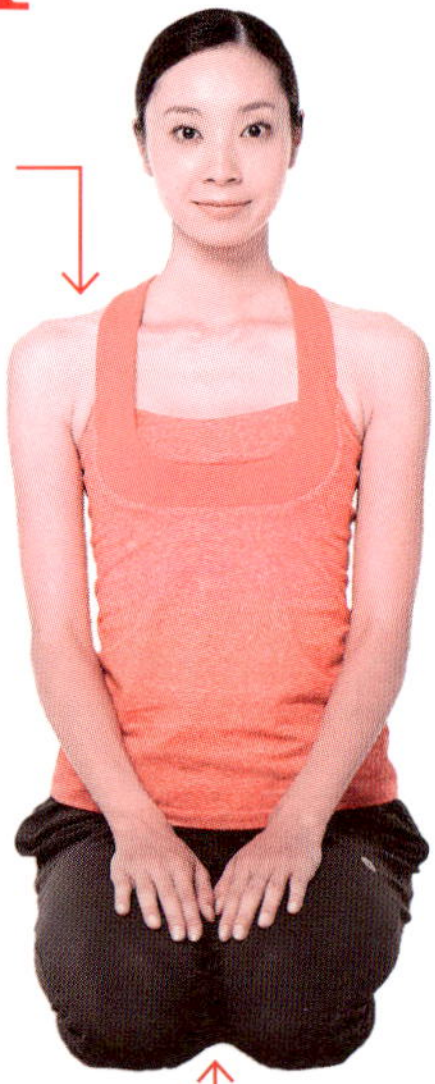

肩の力を
抜く
正座で座る。
両手はひざの上に

2 体を右にずらして脚を崩す

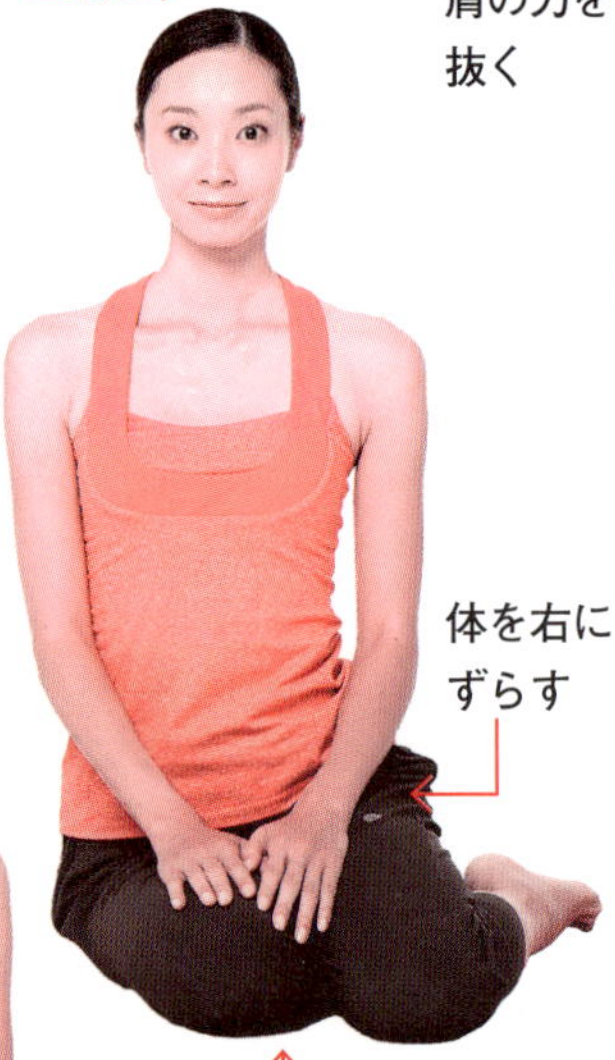

体を右に
ずらす
両手はひざの上

3 右ひざを体の前で曲げる

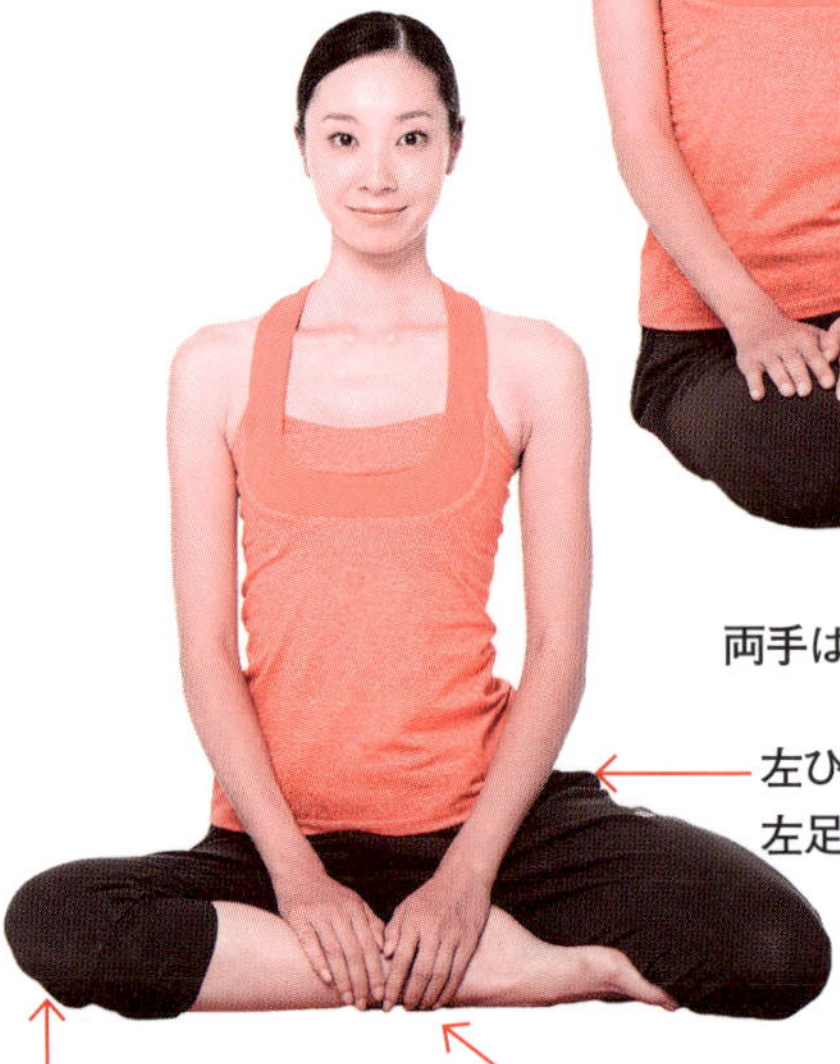

左ひざを曲げて
左足を後ろに
右ひざを体の前で曲げる
両手は右足首にそえる

4 両手を組んで左の足首を抱える

息を吐きながら
足首を抱える

吸って〜 ⟷ 吐いて〜

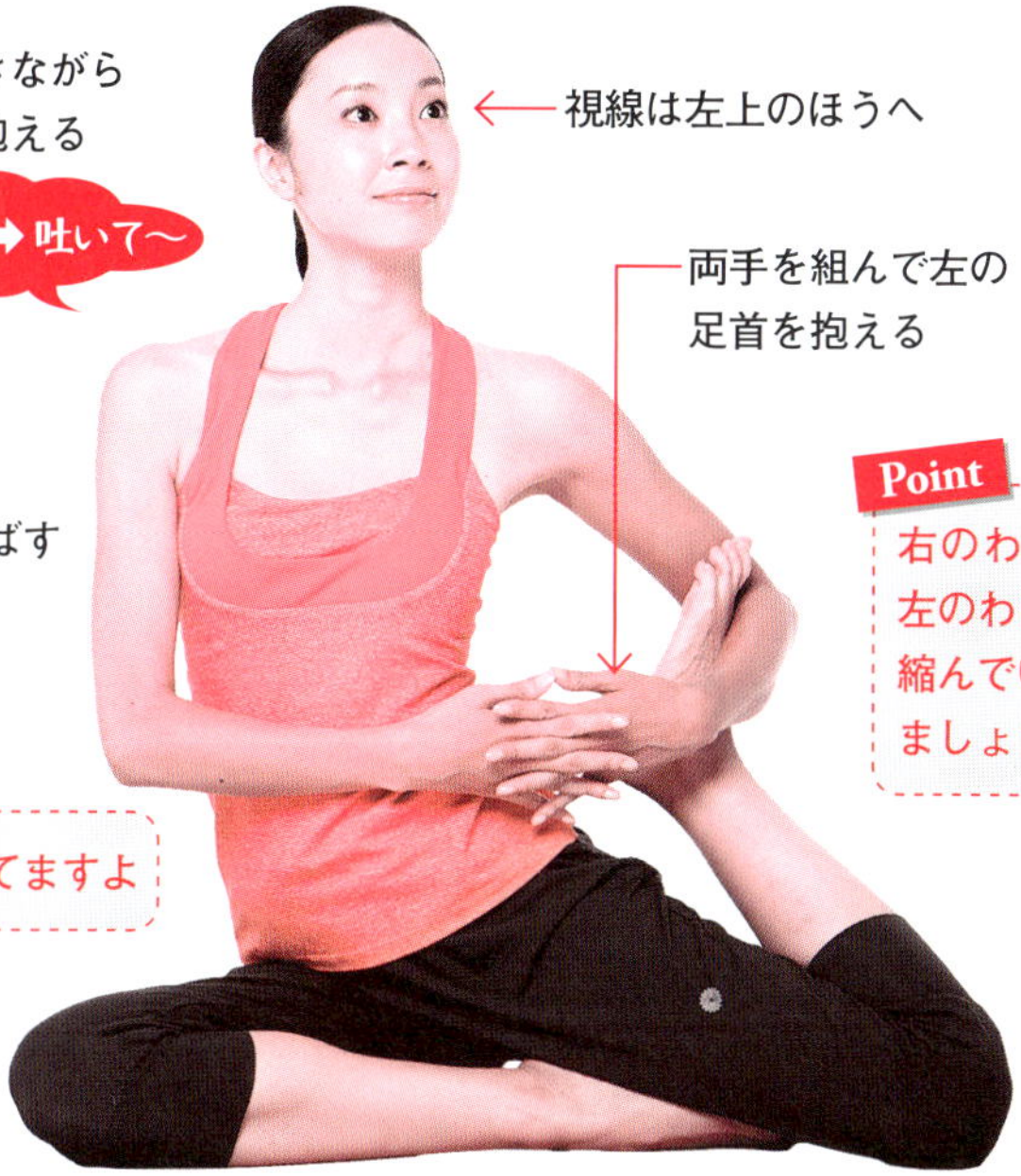
視線は左上のほうへ
両手を組んで左の
足首を抱える
背筋を伸ばす

Point
右のわき腹が伸びて、
左のわき腹がギュッと
縮んでいるのを意識し
ましょう

Point
股関節も伸びてますよ

5つ数えたら、反対側も同様に

できない人は

左手で左足首をつかむだけでもOK

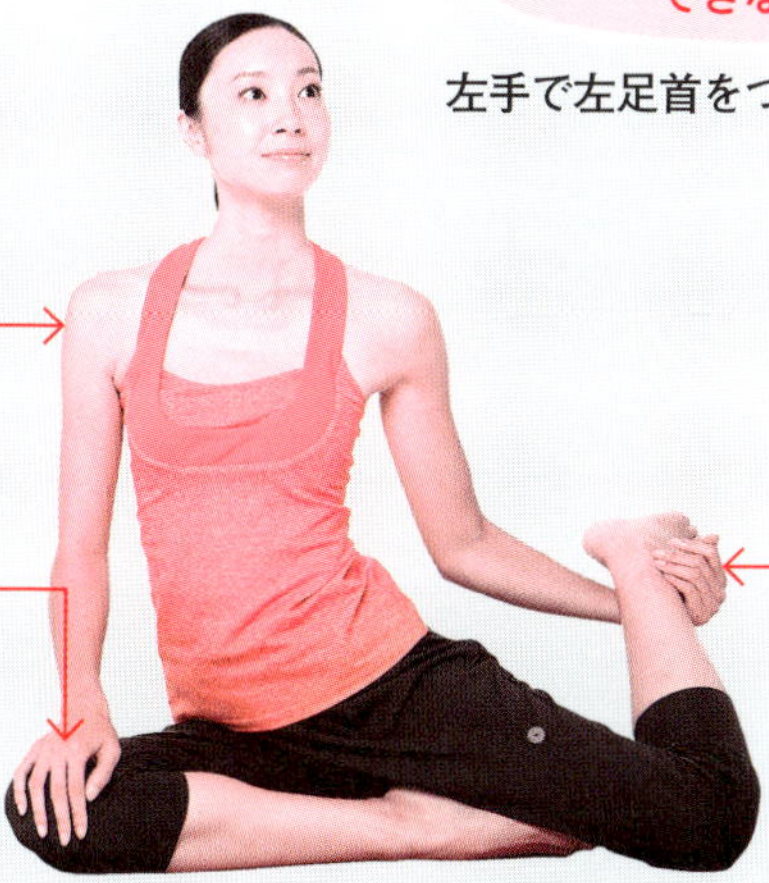
背筋を伸ばす
右手は右ひざの上
左手で左足首を
つかむ

お悩み別
健康ヨガ体操③

長年つきあってきた不調は自分自身で治さなければ誰にも治せませんよ

腰が痛い、ひざが痛い、頭が痛い、肩が痛い……。不調があると心までふさぎがちになりますよね。突然襲う不調の場合は、お医者様にかかってゆっくり休むことで改善しますが、長年の慢性化した不調はお医者様に頼ってもダメですよ。自分で治さなければ、完全にはよくなりません。

私の整体治療院にいらっしゃる患者さんも、施術後は「とても体がラクになった」と言って帰っていきます。けれど、1~2週間もするとまた同じ症状でいらっしゃるんですね。それは治療院の営業的にはうれしいことなんですけど（笑）。やはり、**自分でつくった不調は自分で治そうと思って体を動かさないと、治ってくれないんです。**だからこそ私は施術の後に、「家でやってくださいね」と、その人の不調に合わせた「健康ヨガ体操」を紹介しています。

はじめは面倒くさいと思われた人も、ヨガ体操を続けていくうちに不調がラク

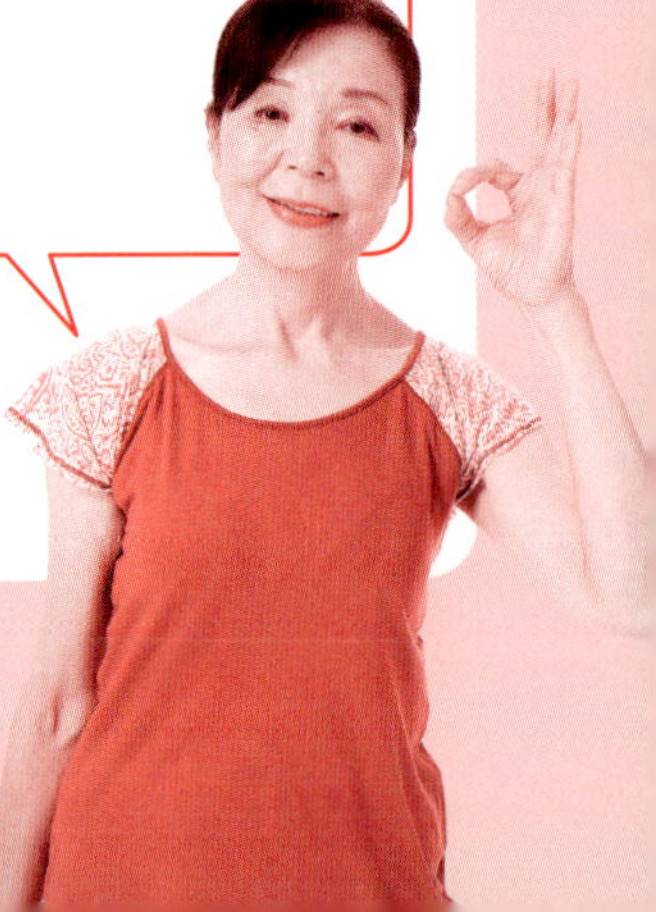

になることに気づき、やらなくてはいられなくなるんですね。

不調を完治させようなんて、焦らないでください。どちらかというと、**長年つきあってきた不調と、もっといい関係を築けるようにする**にはどうしたらいいのか、と考えることが大事。

例えば、毎朝、不調解消ヨガを行うと「その日の不調が軽い！」と気づけば、毎朝行えばいいでしょう。それとも少し痛みを感じたときに、そこをほぐすような気持ちでヨガをするとすぐに痛みが軽くなるというのなら、そのタイミングで行うのがその人に合った方法なんですね。

ただし、痛みがあるときには、患部への強い刺激は厳禁。痛みがある程度おさまったら、健康ヨガ体操を再開しましょうね。

何より不調があっても、このポーズをすると気持ちがいい、ラクになるというポーズを見つけることが先決。**ゆっくりといろいろなポーズを試して、あなたのベストヨガ体操を見つけてくださいね。**

尿漏れに
効く
ヨガ

くしゃみをしたときの尿漏れの予防に
テーブルのポーズ

3つ〜5つ
数える

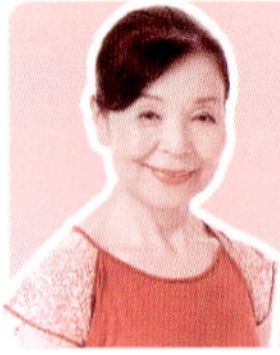

くしゃみをすると尿が漏れるなど尿漏れは深刻な悩み。このポーズで骨盤の筋肉を鍛えると尿漏れが防げますよ。それに体前面のホルモン腺を刺激するので女性らしさもアップ。首を反らすので、二重あごやフェイスラインのたるみもとれてきますよ。

1 両脚を伸ばして座る

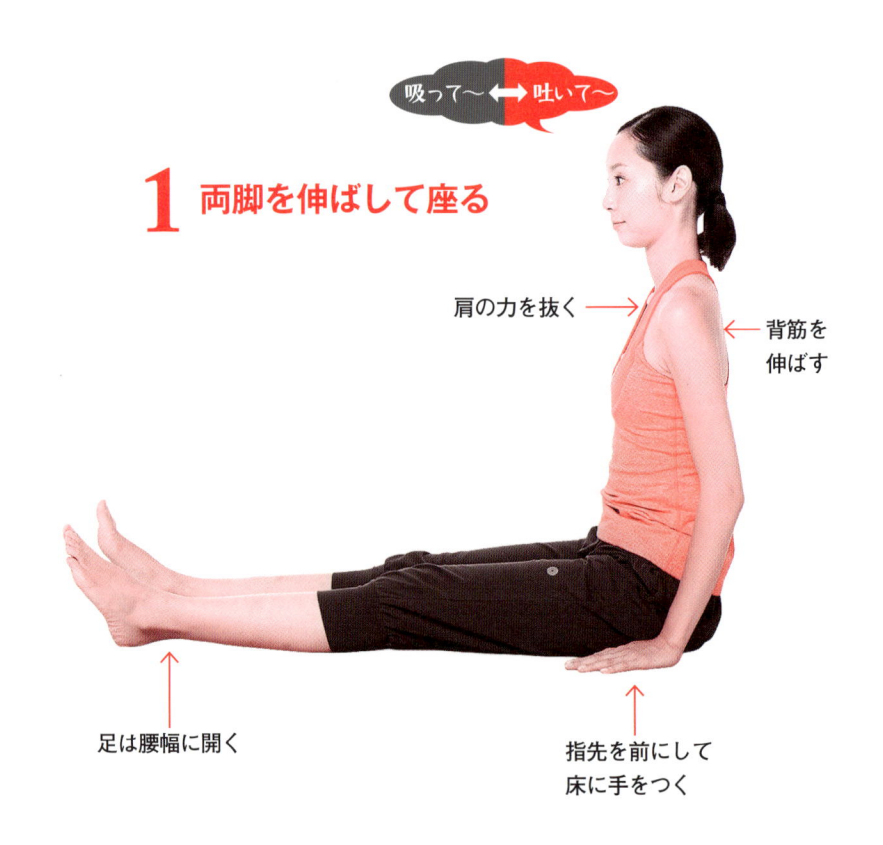

吸って〜⟷吐いて〜
肩の力を抜く
背筋を
伸ばす
足は腰幅に開く
指先を前にして
床に手をつく

2 両手、両足で支えてお尻を持ち上げる

Point
お尻をギュッと締めるイメージで、お尻に力を入れる

息を吐きながらお尻を持ち上げ、

吸って〜⟷吐いて〜

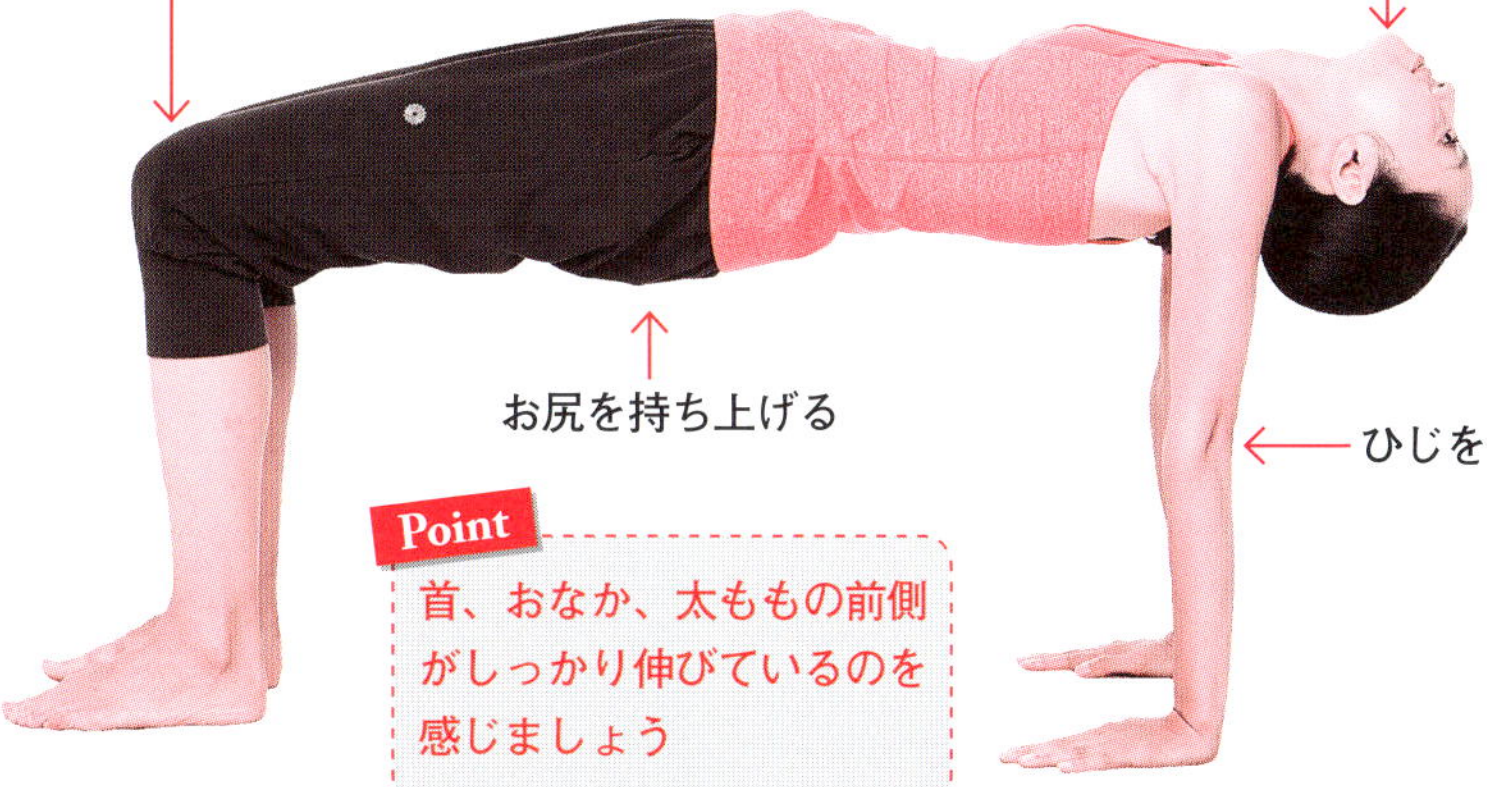
ひざは直角に曲げる
あごを上げる
お尻を持ち上げる
ひじを伸ばす

Point
首、おなか、太ももの前側がしっかり伸びているのを感じましょう

3つ～5つ数えましょう

照ちゃんアドバイス
腰や腕が痛い人は無理をしないで

これでもOK

お尻を高く持ち上げられなければ、ほんの少し床から離すだけでも大丈夫。お尻をギュッと締めるイメージは忘れないでくださいね

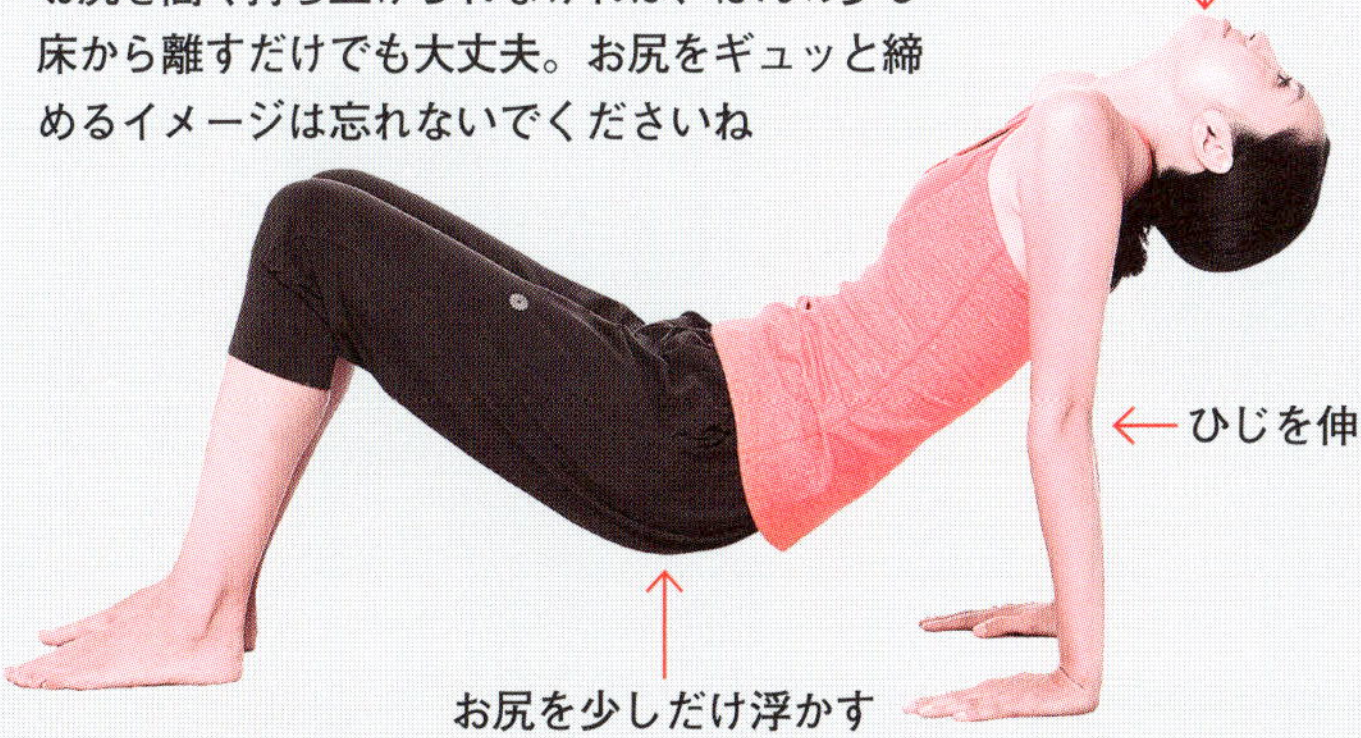
あごを上げる
ひじを伸ばす
お尻を少しだけ浮かす

注意！
終わったら、ゆっくりとお尻を下ろしてくださいね

年寄り猫背を改善するヨガ

後ろ姿が美しくなりますよ

片手ラクダのポーズ

3つ〜5つ数える

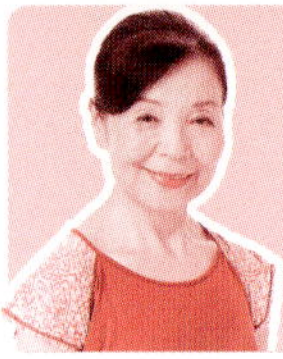

普段の生活では体を前に曲げることはあっても、体を後ろに反らすことが少ないでしょ。体を反らすポーズで胸を開くと、呼吸がラクになります。腰痛も軽くなるし、何より後ろ姿がキレイになるから若返って見えるんですよ。

1 両ひざで立つ

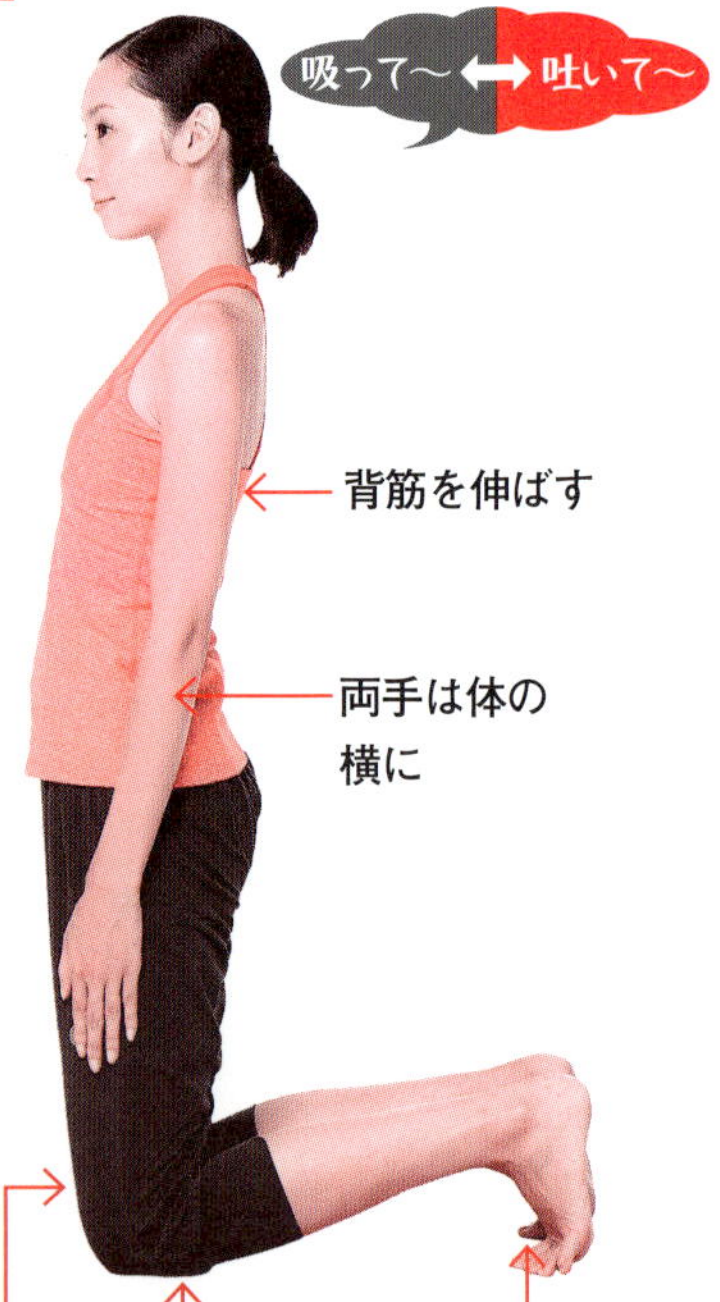

吸って〜⟷吐いて〜
背筋を伸ばす
両手は体の横に
ひざの間を少し開ける
両ひざを立てて床につく
つま先を立てる

2 片手でかかとをさわる

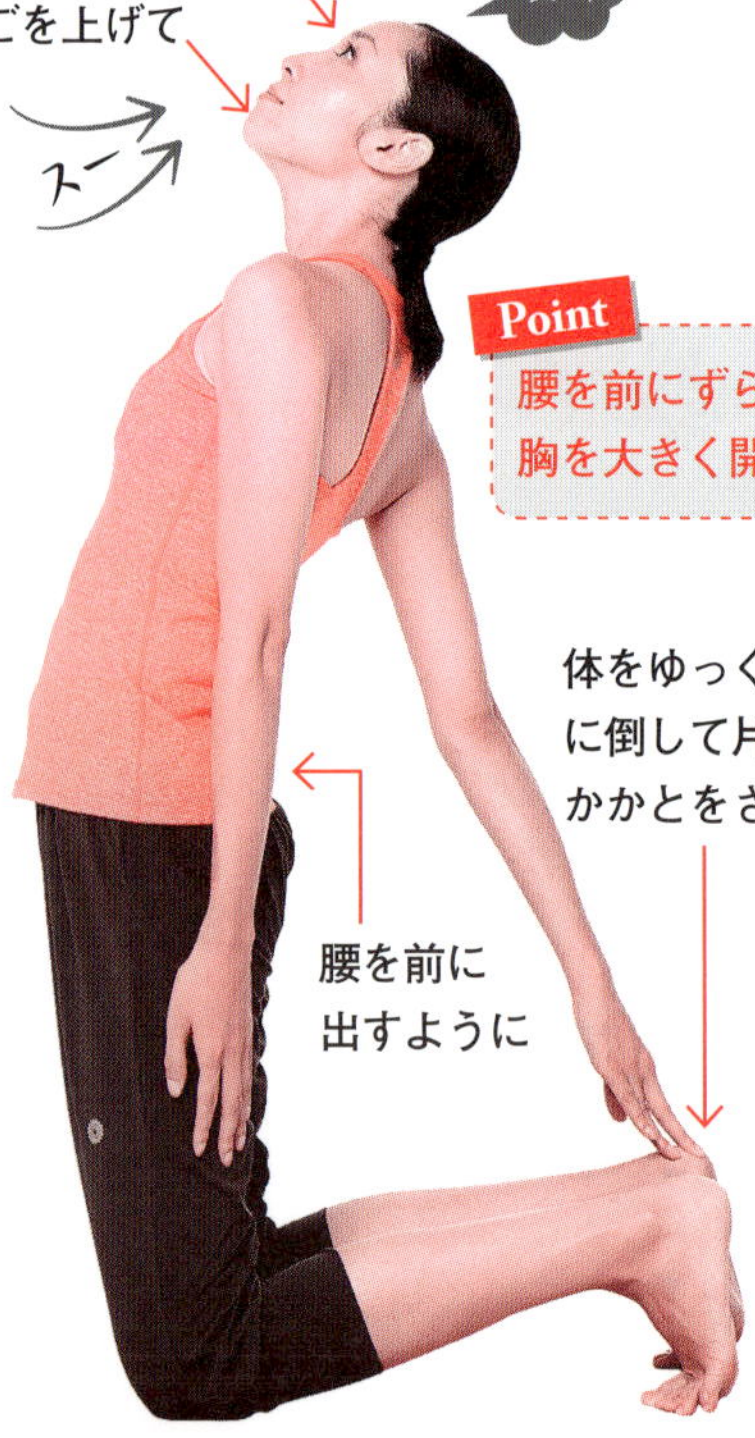

目線は斜め上に
あごを上げて
スー
吸う
腰を前に出すように
体をゆっくり後ろに倒して片手でかかとをさわる

Point
腰を前にずらして
胸を大きく開きますよ

照ちゃんアドバイス
腰が痛い人はかかとをさわらず手を腰に

3 片手を斜め上に上げて胸を開く

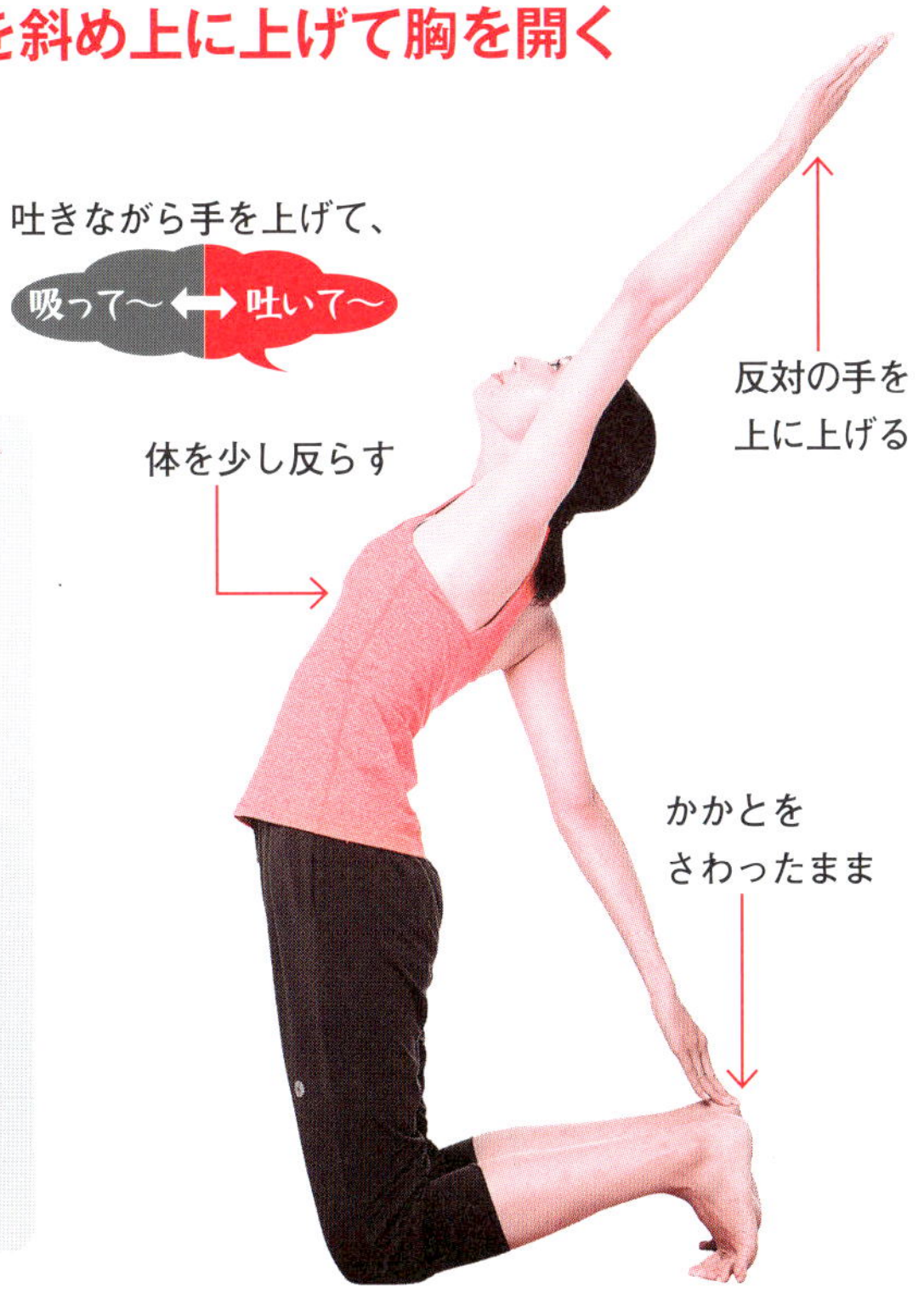
吐きながら手を上げて、
吸って〜 ⟷ 吐いて〜
反対の手を上に上げる
体を少し反らす
かかとをさわったまま

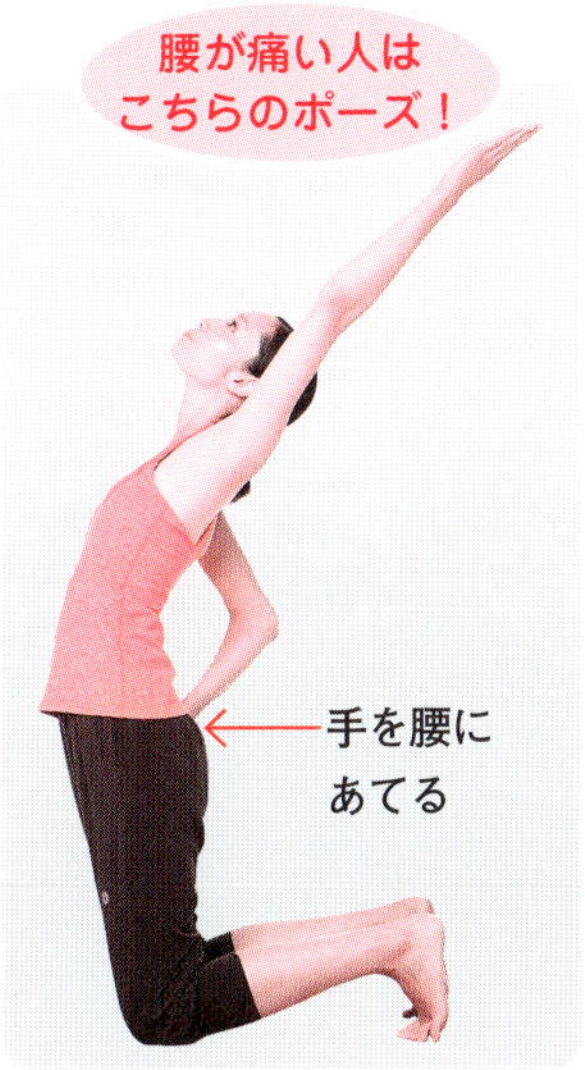
腰が痛い人はこちらのポーズ！
手を腰にあてる

3つ〜5つ数えましょう

ゆっくり戻して反対側も同様に

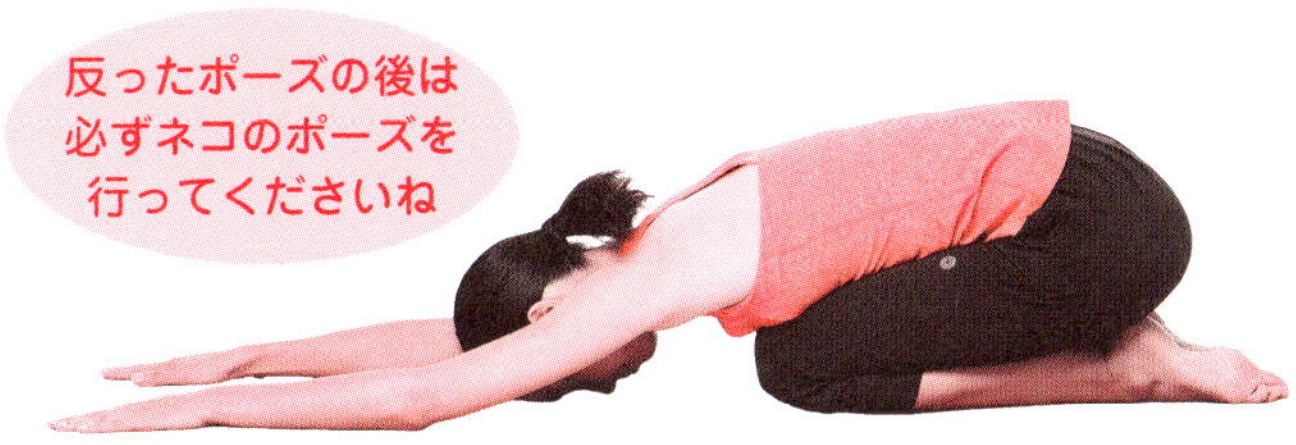
反ったポーズの後は
必ずネコのポーズを
行ってくださいね

体を反らせた後、ゆっくりと元に戻したら、今度は体を丸めてネコのポーズでお休みしましょう。体を反らし慣れていないと、腰痛の原因になってしまうので、反らせたら丸めることを習慣にしてくださいね。

腰痛に
おすすめの
ヨガ

内臓の調子がよくなり腰が軽くなります

牛の顔のポーズ

3つ〜5つ
数える

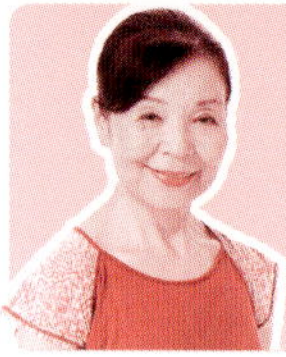

ひざを体の中心で重ねて体をひねるポーズは、体の奥からねじられて内臓まで刺激が届くので、一度行うと気持ちよさにはまってしまう人も多いんですよ。腰が軽くなるし、腎臓や腸などを刺激して内臓の不調も改善するわよ。

1 両ひざを体の正面で重ねて座る

吸って〜⟷吐いて〜

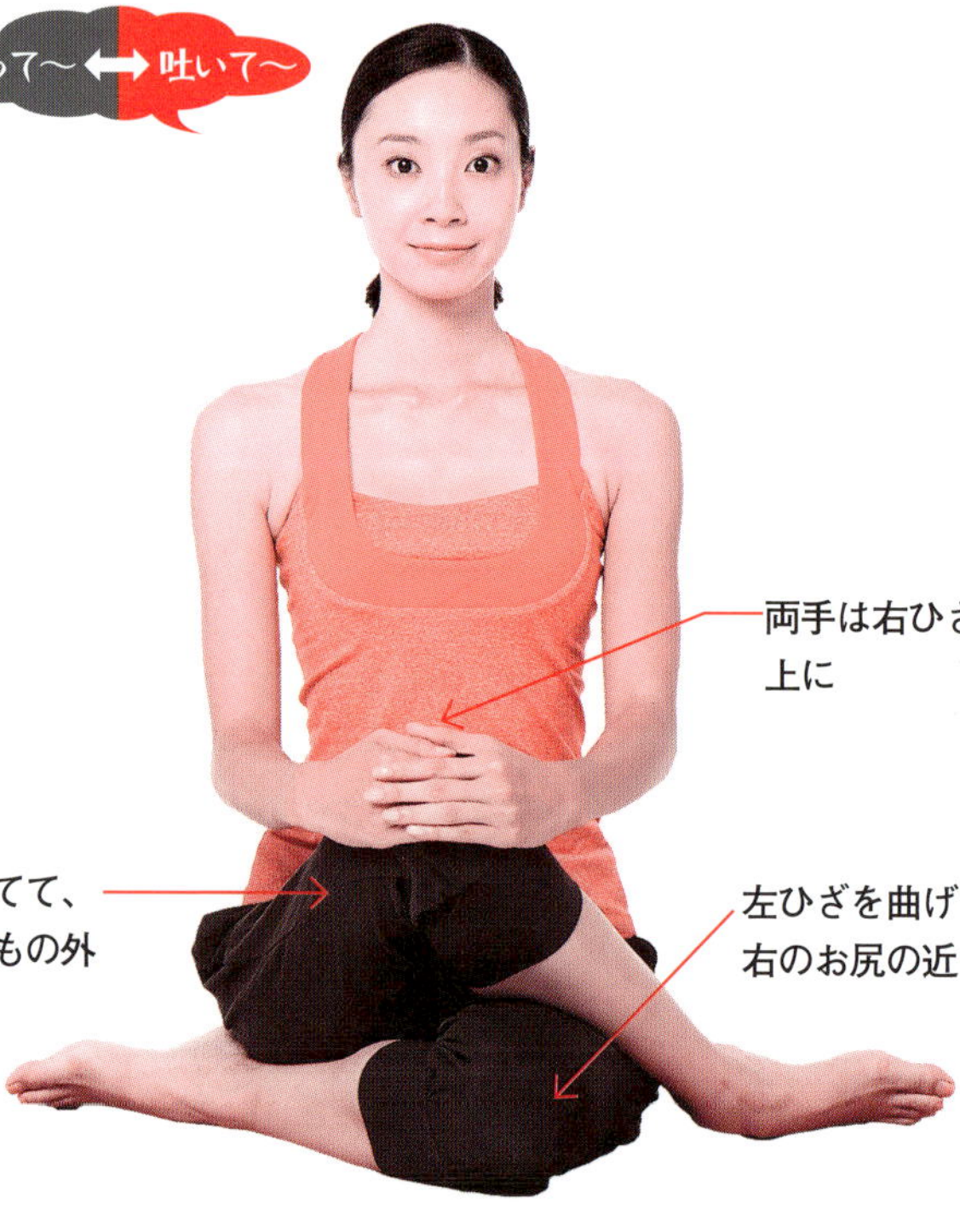

両手は右ひざの上に
右ひざを少し立てて、右足を左の太ももの外側に置く
左ひざを曲げてかかとを右のお尻の近くに置く

2 上体をひねる

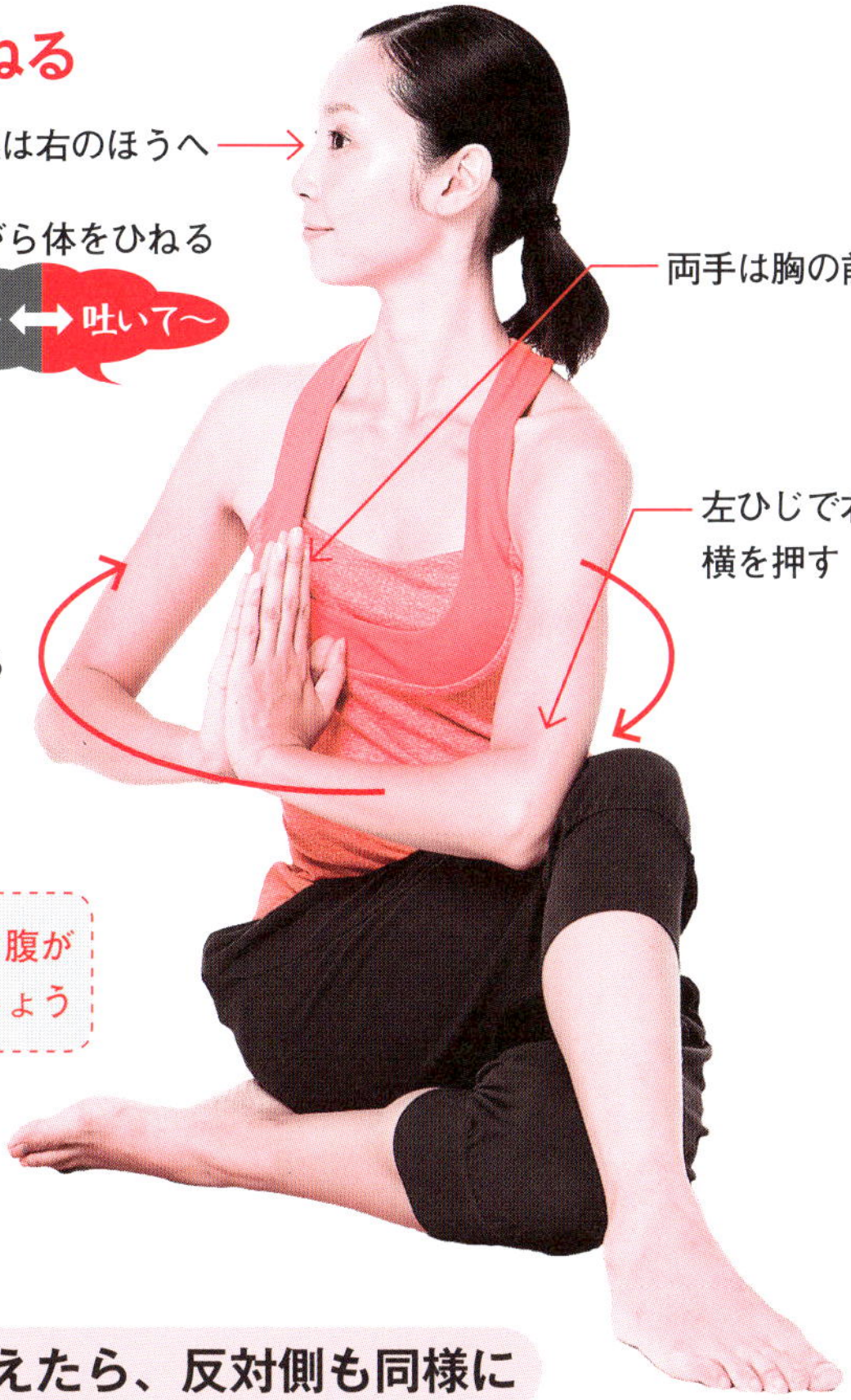
視線は右のほうへ
息を吐きながら体をひねる
吸って～
吐いて～
両手は胸の前で合掌
左ひじで右ひざの横を押す
上体を右にひねる

Point

太ももの外側とわき腹が伸びるのを感じましょう

3つ～5つ数えたら、反対側も同様に

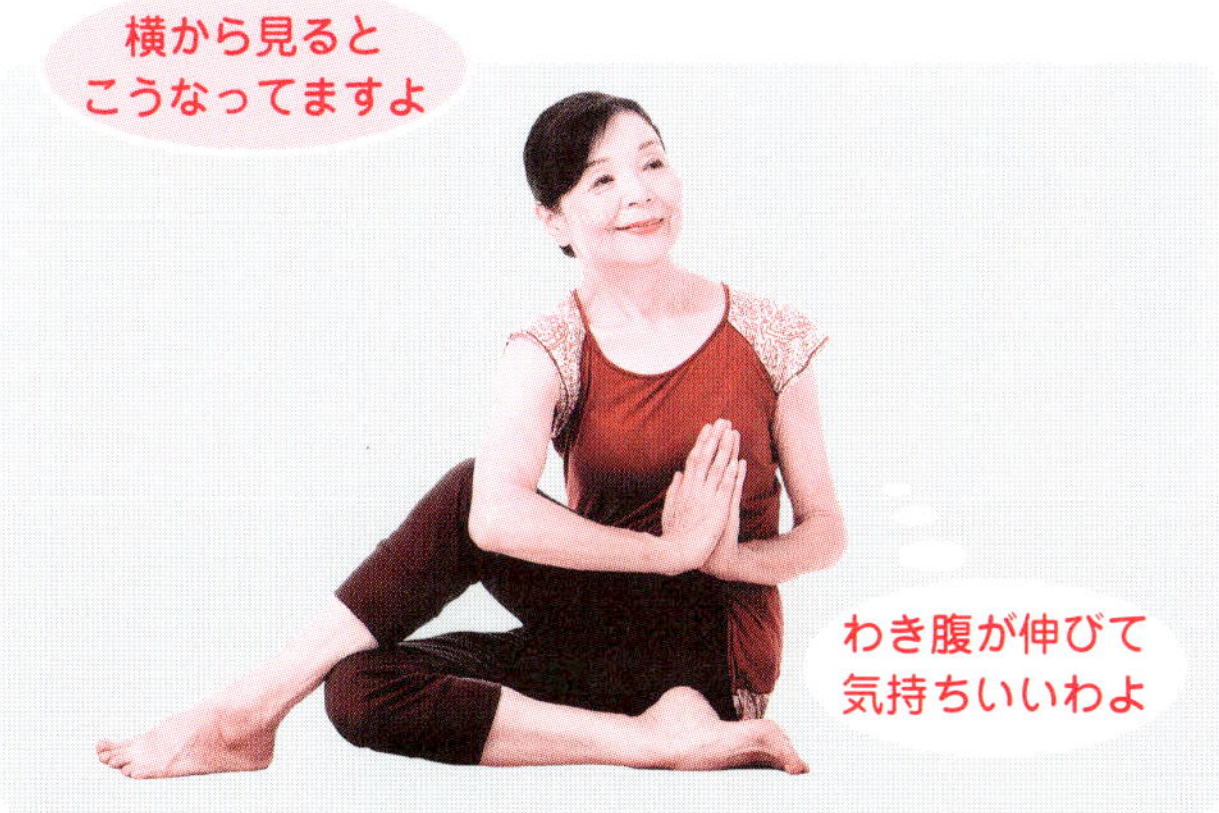
横から見ると
こうなってますよ
わき腹が伸びて
気持ちいいわよ

呼吸が
ラクになる
ヨガ

年をとると呼吸が浅くなるでしょ。そんなときはこのポーズ！ ひばりのポーズ

3つ～5つ数える

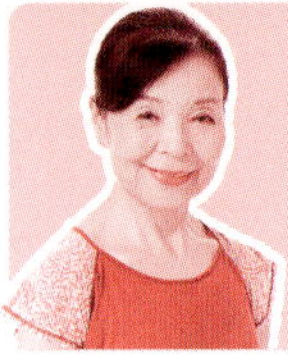

呼吸が浅くなると、代謝も落ちるし、風邪もひきやすくなるし、疲れやすくなるし、いいことナシ。胸を大きく開いて、空気をたくさん胸の中に取り込んで、ゆっくり吐いてみましょう。免疫力が上がって、病気になりにくくなるわよ。

1 右ひざを曲げて前に出し、左脚を後ろに伸ばす

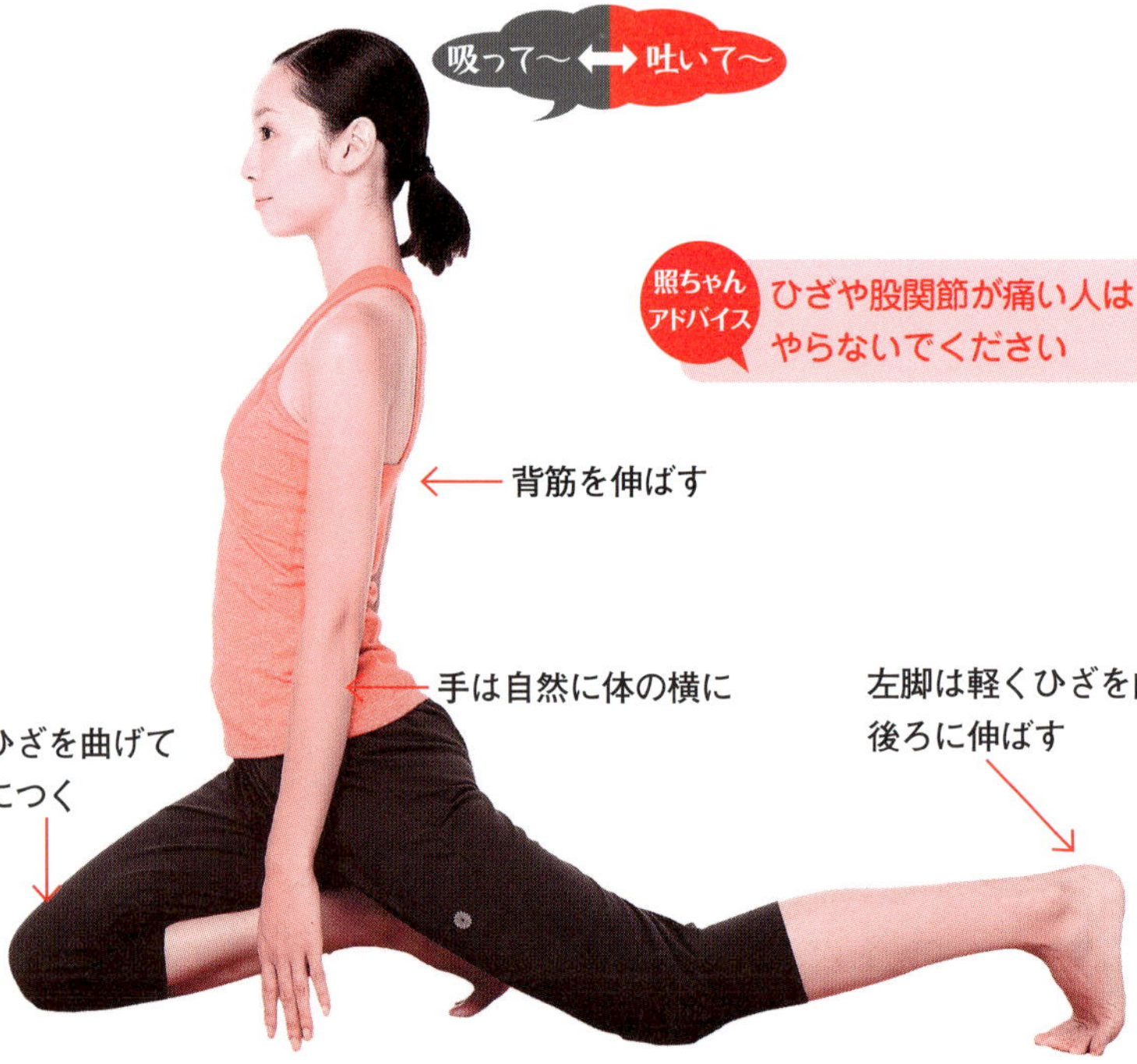

吸って～⟷吐いて～
背筋を伸ばす
手は自然に体の横に
右ひざを曲げて
床につく
左脚は軽くひざを曲げて
後ろに伸ばす
つま先を立てる

照ちゃんアドバイス　ひざや股関節が痛い人はやらないでください

2 両手を上げて胸を開く

息を吸いながら手を上げて、
1度吐く

吸って〜⟷吐いて〜

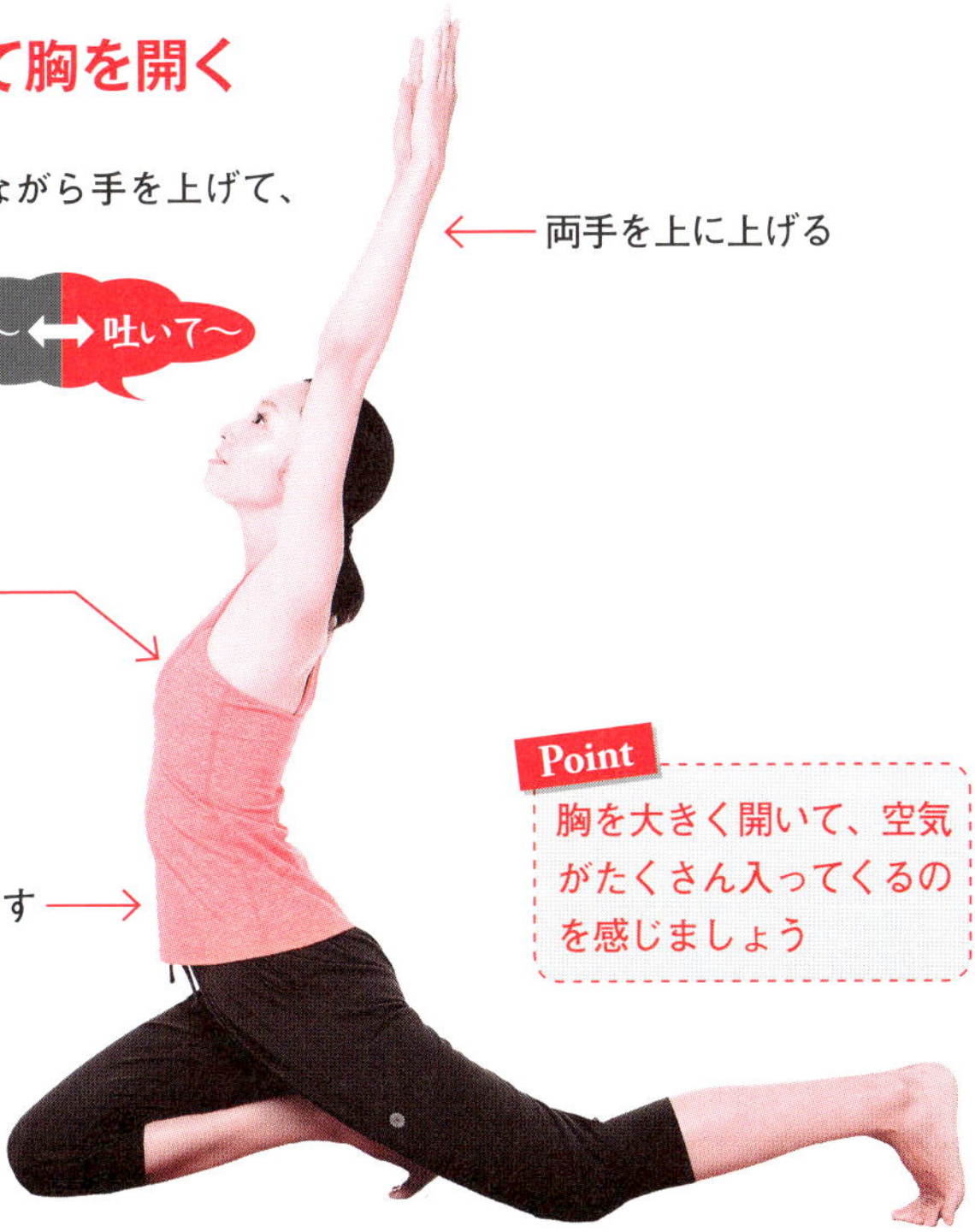

両手を上に上げる

胸を開く

腰を前にずらす

Point
胸を大きく開いて、空気がたくさん入ってくるのを感じましょう

できない人は

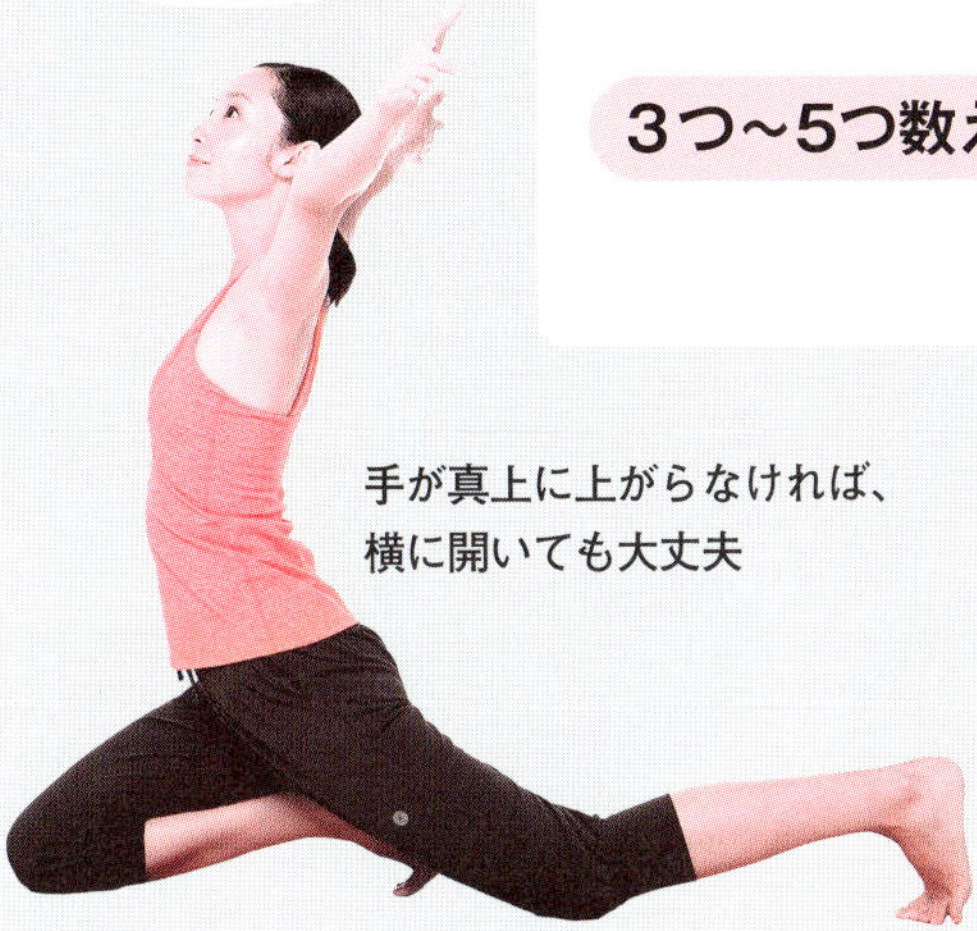

手が真上に上がらなければ、
横に開いても大丈夫

3つ〜5つ数えたら、脚を替えて同様に

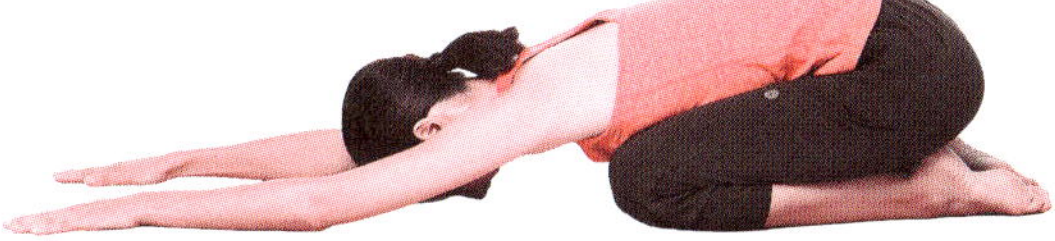

反らせた後は背中を伸ばすネコのポーズを行いましょう

便秘を
改善する
ヨガ

便通がよくなって気持ちいいわよ
卍《まんじ》のポーズ

5つ~8つ数える

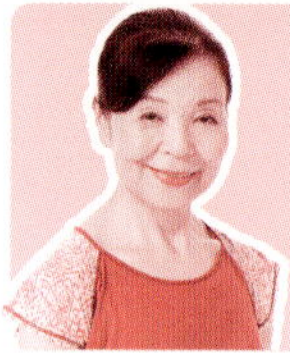

ヨガのお教室で一番人気なのがこのポーズ。体のいろいろなところがねじられて、便通もよくなるし、体がとても軽くなるの。完成ポーズの後でつかんだ足を離して体の上ほうの腕を大きくまわせば、肩こりもラクになるからやってみてくださいね。

1 あお向けで両手を上げて手のひらを合わせる

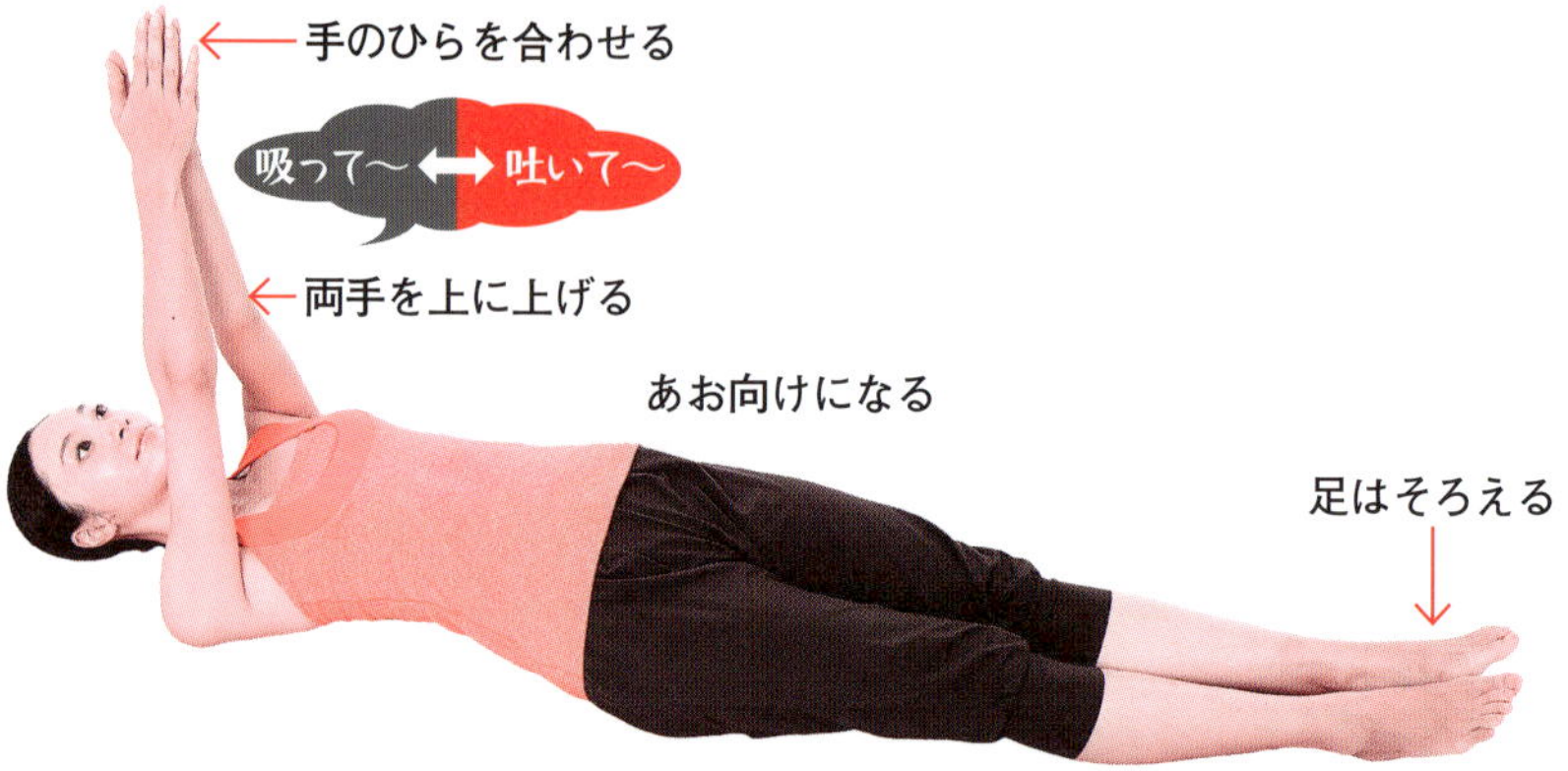

手のひらを合わせる
吸って〜 ⟷ 吐いて〜
両手を上に上げる
あお向けになる
足はそろえる

2 体を真横に倒す

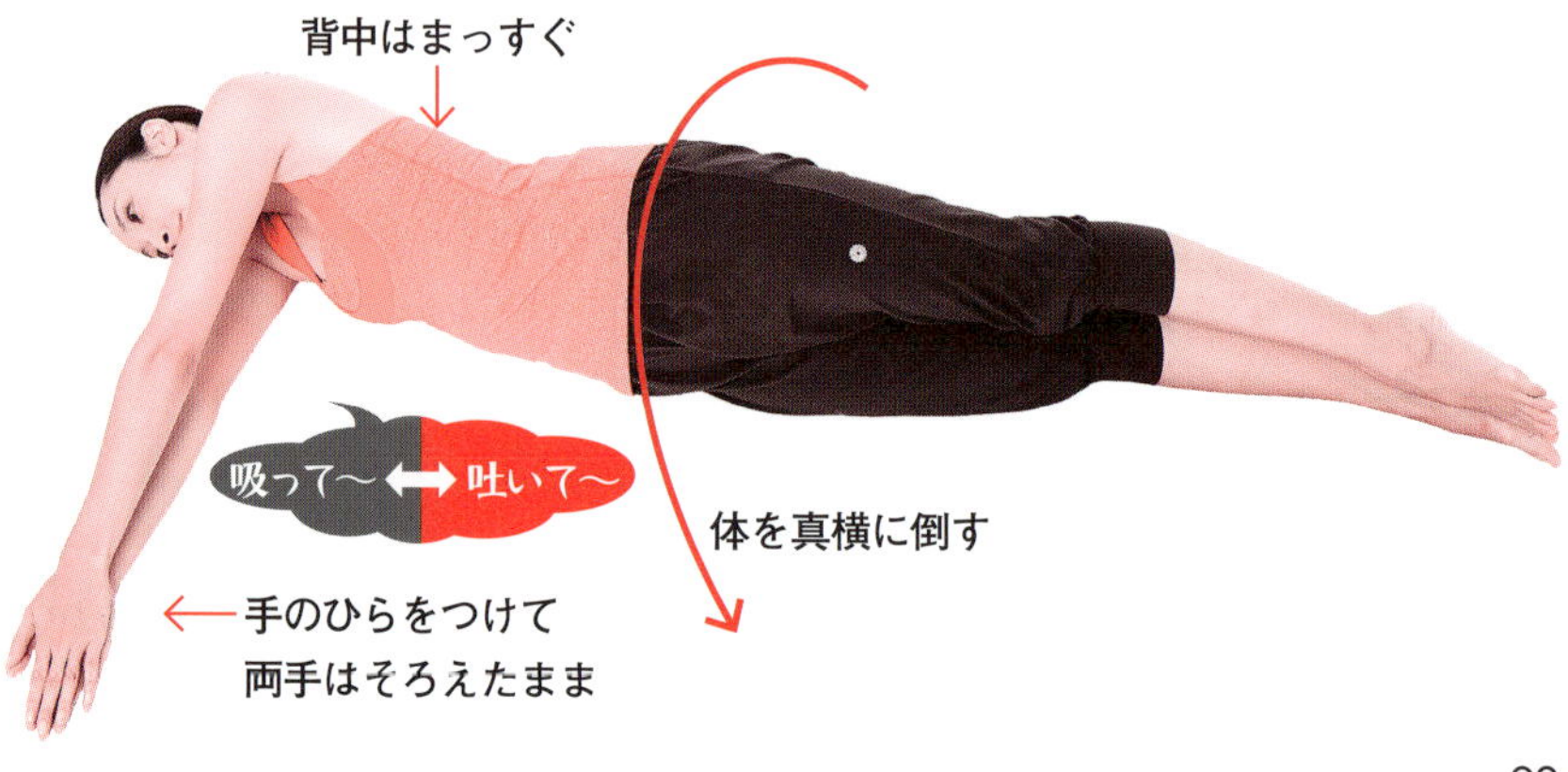

背中はまっすぐ
吸って〜 ⟷ 吐いて〜
体を真横に倒す
手のひらをつけて
両手はそろえたまま

3 片脚のひざを直角に曲げる

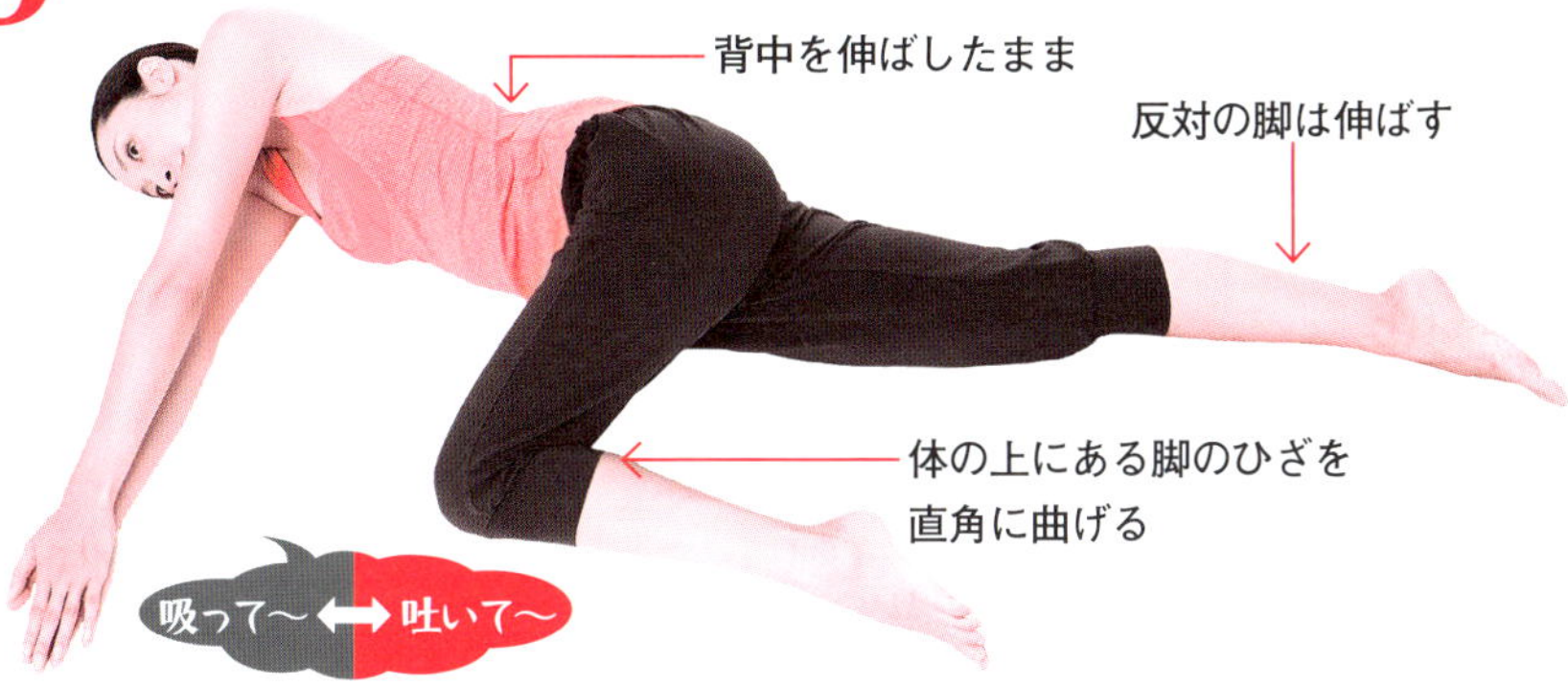
背中を伸ばしたまま
反対の脚は伸ばす
体の上にある脚のひざを直角に曲げる
吸って〜⟷吐いて〜

4 片手で足首をつかむ

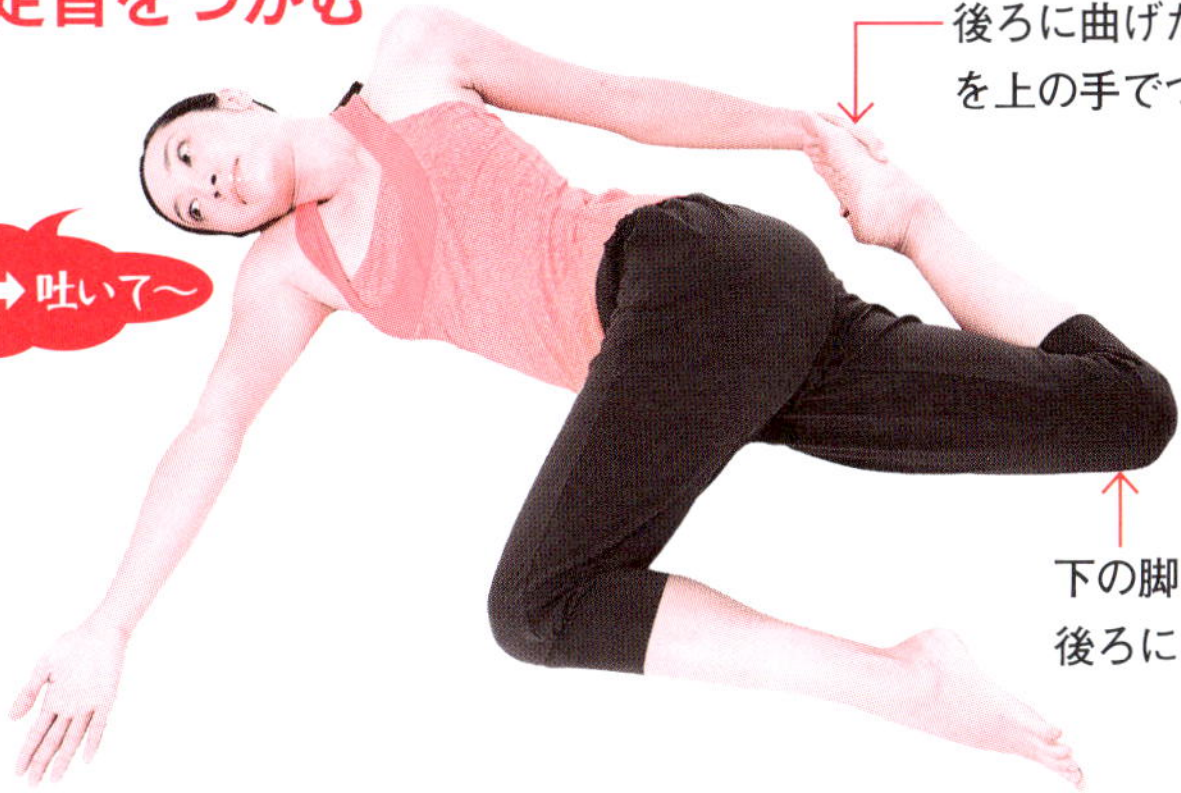
後ろに曲げた足の甲を上の手でつかむ
吸って〜⟷吐いて〜
下の脚のひざを後ろに曲げる

5 足の甲を引っ張る

Point
腰が伸びているのを感じましょう

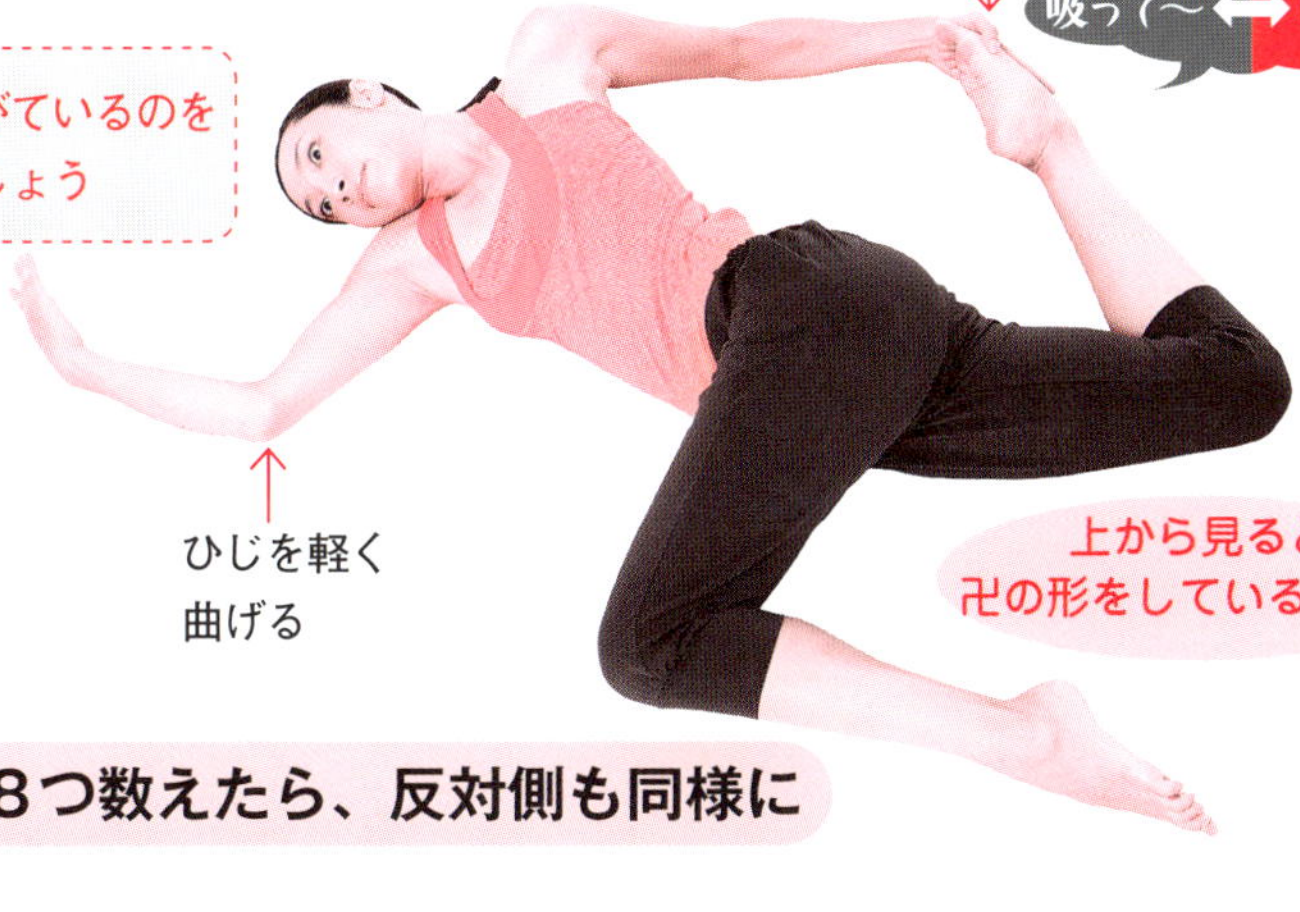
吐きながら足の甲を引っ張る
吸って〜⟷吐いて〜
ひじを軽く曲げる
上から見ると卍の形をしているでしょ

5つ〜8つ数えたら、反対側も同様に

背中痛、腕痛にいいヨガ

体の側面が伸びて全身のこりがほぐれます
わき腹伸ばしのポーズ

5つ〜8つ数える

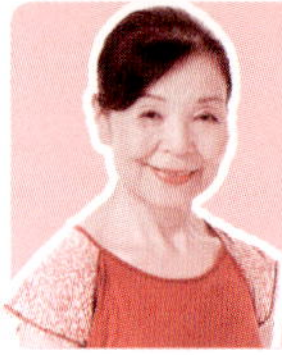

上に伸ばすことはあっても、体の側面を伸ばすことって、あまりないんじゃないかしら。いつも伸ばしていないところを伸ばすだけで血行がよくなるから、肩、背中、腕にたまったこりがほぐれて、体中が軽くなるのを感じられますよ。

1 あお向けになり、両手を頭上で合わせる

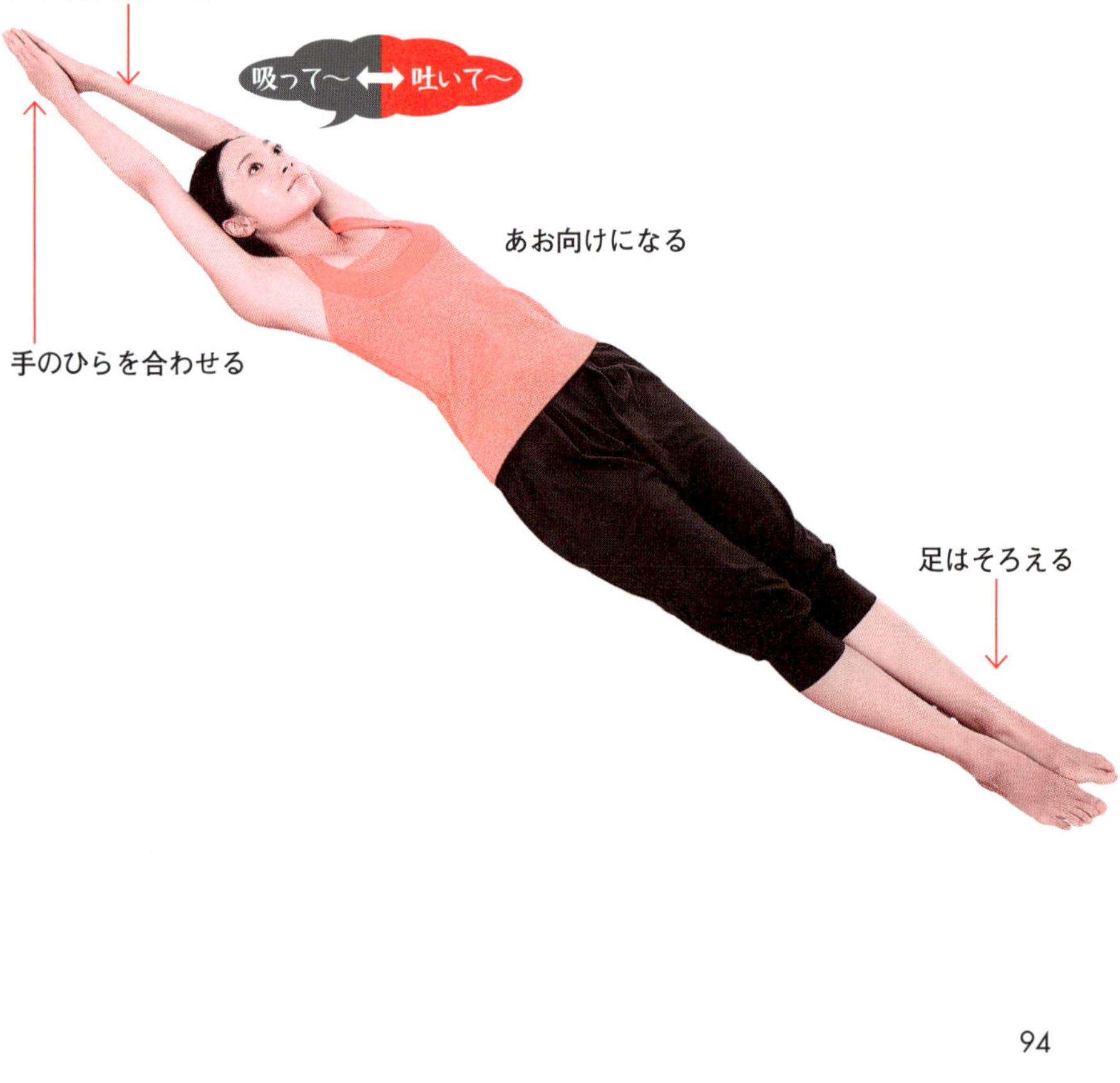

両手を頭上に上げる
吸って〜
吐いて〜
あお向けになる
手のひらを合わせる
足はそろえる

2 上体と脚を右に寄せる

Point
曲げたほうと反対のわき腹がよく伸びているのを意識しますよ

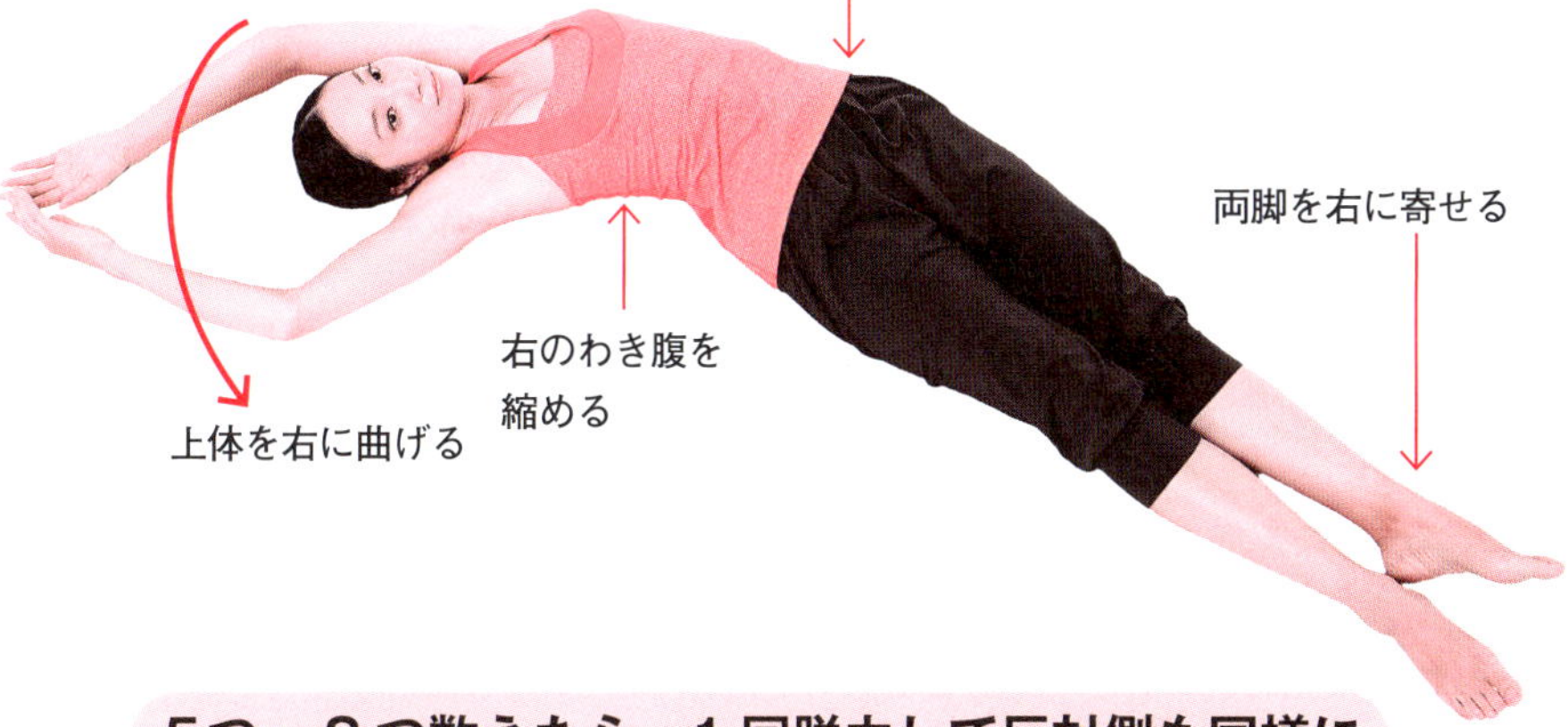
息を吐きながら曲げる
吸って〜⟷吐いて〜
腰の位置は動かさない
両脚を右に寄せる
右のわき腹を縮める
上体を右に曲げる

5つ〜８つ数えたら、１回脱力して反対側も同様に

注意！
終わった後は脱力しましょう！
手・脚・わき腹の力を抜いて１度リラックス

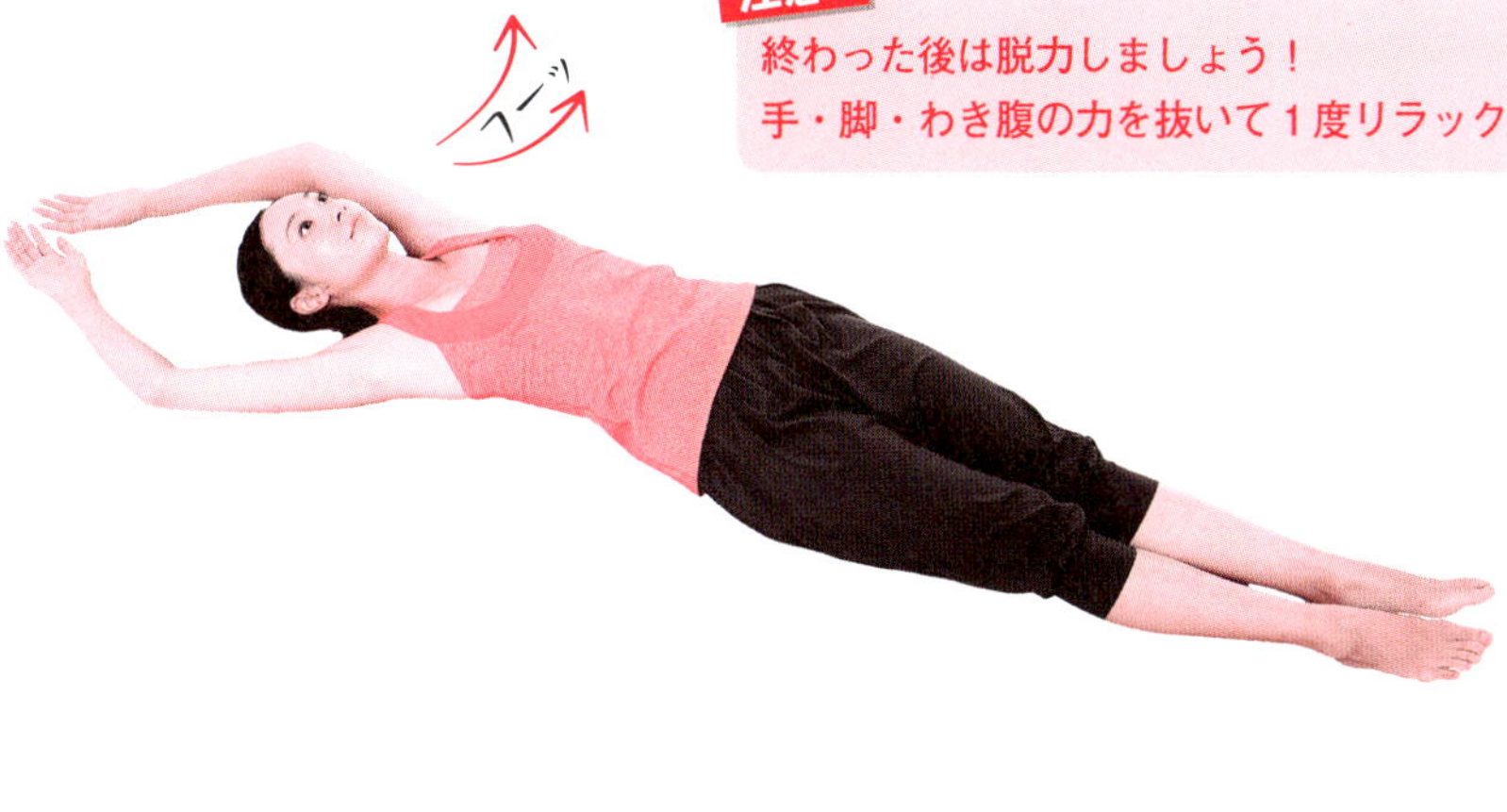
フーッ

心の
もやもやを
とるヨガ

頭を床に転がすと不安が吹き飛ぶわよ
頭刺激のポーズ

5つ
数える

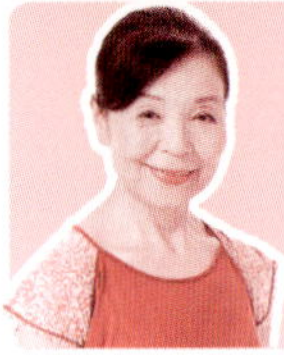

いつも頭が重かったり、頭痛がしたら、床に頭をつけてやさしく転がしてみましょう。頭のてっぺんには「百会《ひゃくえ》」という万能のツボがあります。そこを刺激することで、体にエネルギーが満たされて心のもやもやや、不安も吹き飛んでいきますよ。

1 両ひざと両手を床につく

照ちゃん
アドバイス
首が痛い人はやらないでください

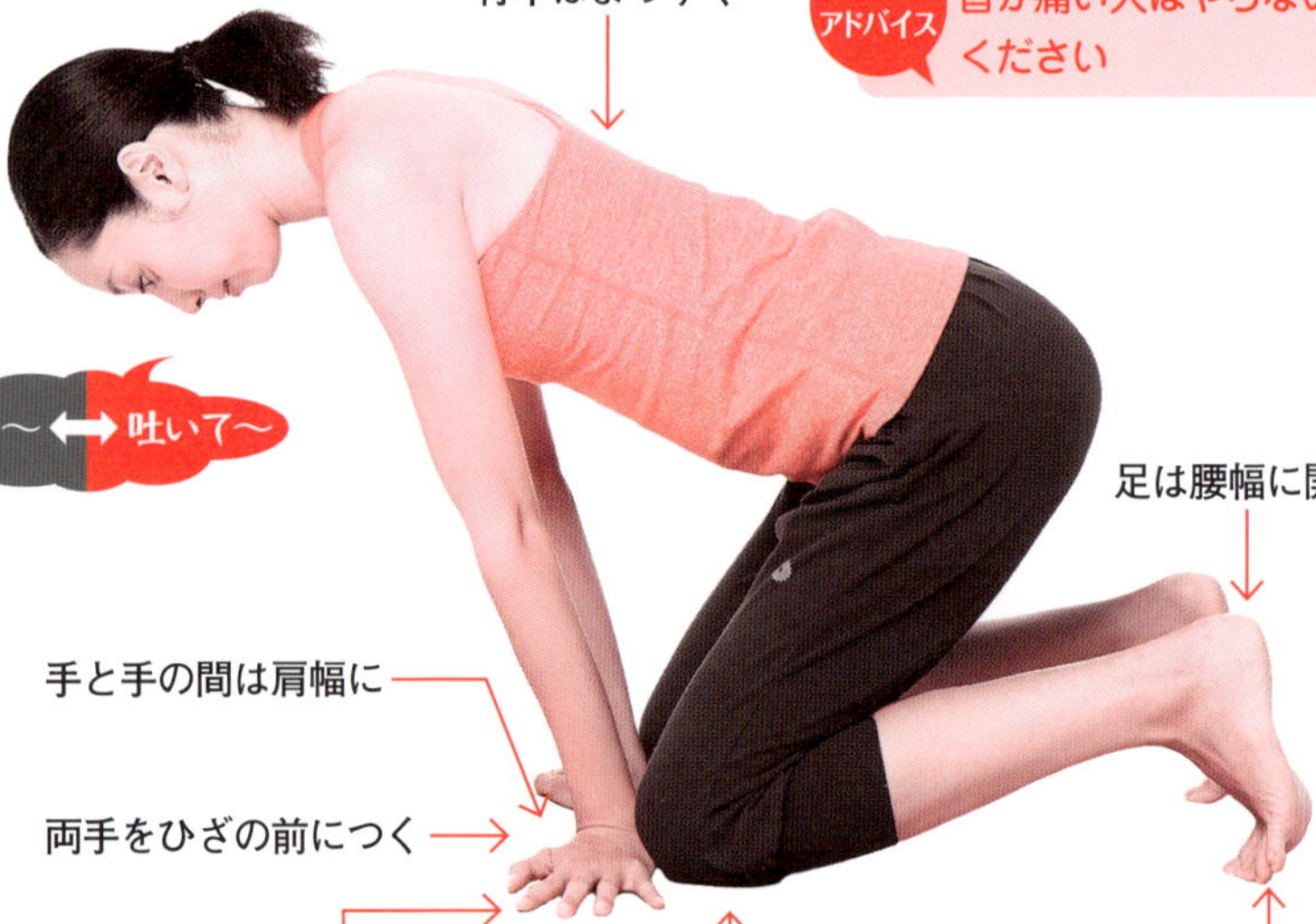

背中はまっすぐ
吸って〜⟷吐いて〜
足は腰幅に開く
手と手の間は肩幅に
両手をひざの前につく
指先を横に向ける
両ひざをつく
つま先を
立てる

2 頭のてっぺんを床につける

吸って〜⟷吐いて〜

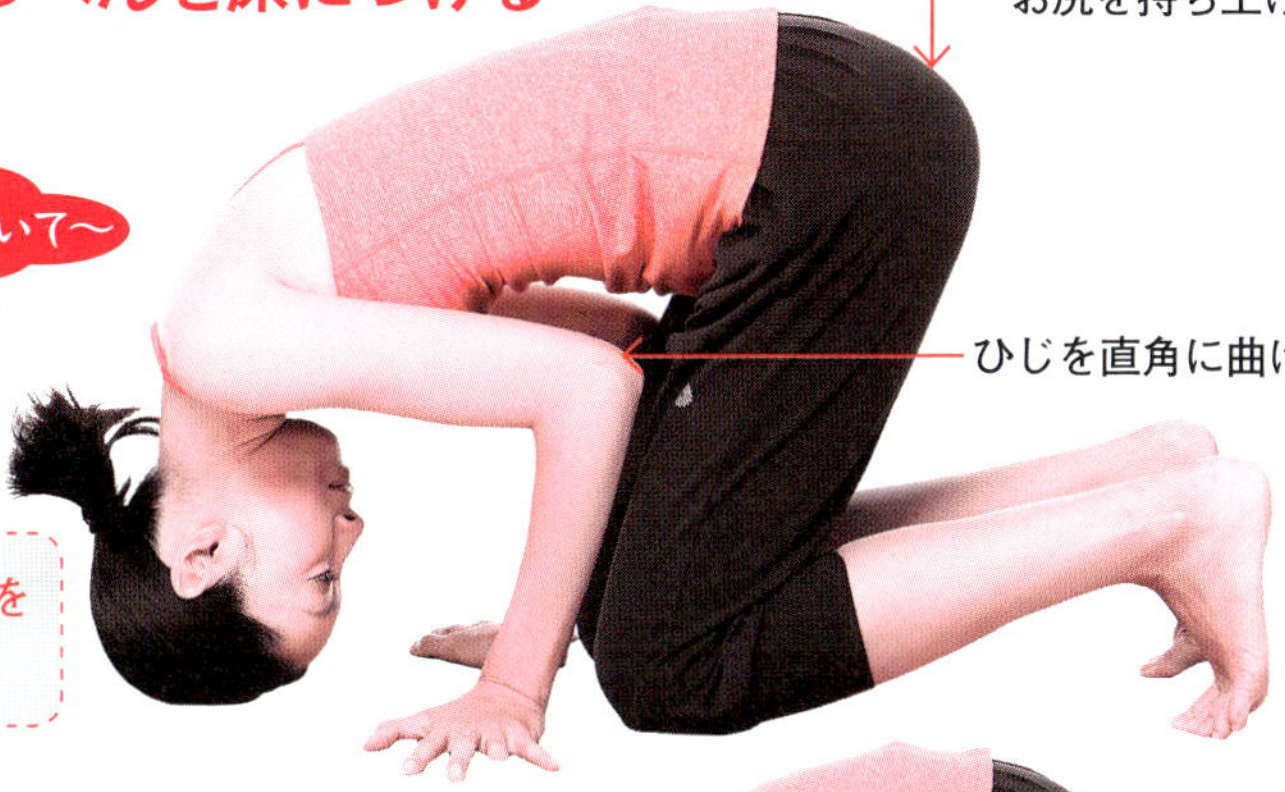
お尻を持ち上げる
ひじを直角に曲げる

Point
頭に血が巡るのを
感じましょう

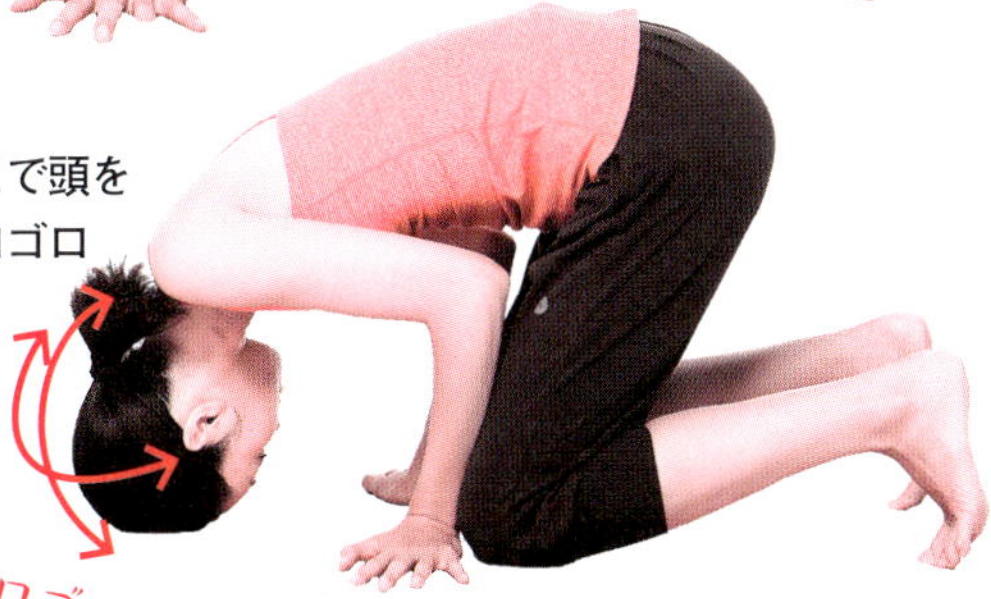
ここで頭を
ゴロゴロ
ゴロゴロ

Point
頭を左右前後にゆらして、
床で頭をマッサージしますよ

注意！
首や頭に痛みを感じたらそこで終わり！

3 お尻とひざを上げて、頭をつけてキープ

息を吐きながらお尻を上げて、

吸って〜⟷吐いて〜

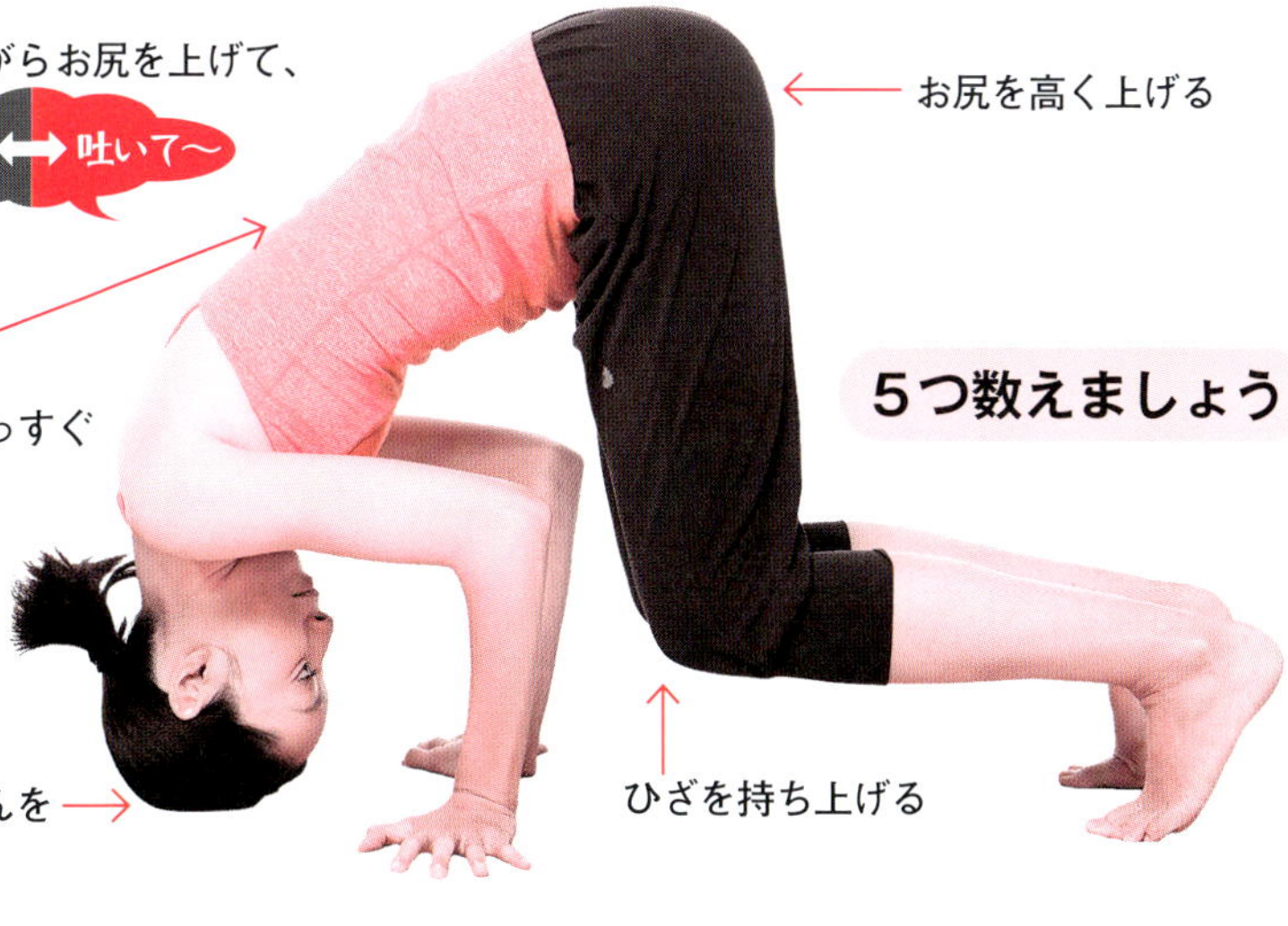
お尻を高く上げる
背中はまっすぐ
頭のてっぺんを
床につける
ひざを持ち上げる

5つ数えましょう

Column

「あいうえお」出しづらい音で体の不調がわかるんですよ

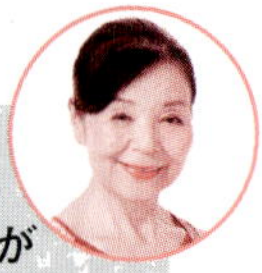

大きな声を出すことは、ストレス発散にも、体力をつけるのにも、とてもよいことです。でも、声を出そうと思っても出しづらいことがありますよね。そのときにどの母音が出しづらいか、自分の声をよく聞いてみてください。

というのも、どの母音が出しづらいかによって、体のどの部分に不調があるのかがわかるといわれているからです。音と体はつながっていて、母音の響きに体の調子が現れています。

例えば、「あ」は心臓、肺、気管支など。「い」は耳、鼻、脳。「う」は子宮、卵巣などの生殖器。「え」はのどの不調に関わりがあり、「お」は腎臓や副腎系です。

「あ、い、う、え、お」と声に出してみてください。もし、出しづらい音があればそこに不調が隠されているかもしれません。そんなときには、逆にその音がよく出るように練習してみましょう。不調が軽くなる可能性もありますよ。また、母音にはそれぞれ色があるともいわれています。母音を出すときに目をつむって、その色を思い浮かべることで色のパワーを取り入れると、体の調子が高めるともいわれているんですよ。だまされたと思って、ちょっと試してみてくださいね。意外なよい変化が体に起こるかもしれませんよ。

「あいうえお」と関わりのある体の部位と色の関係

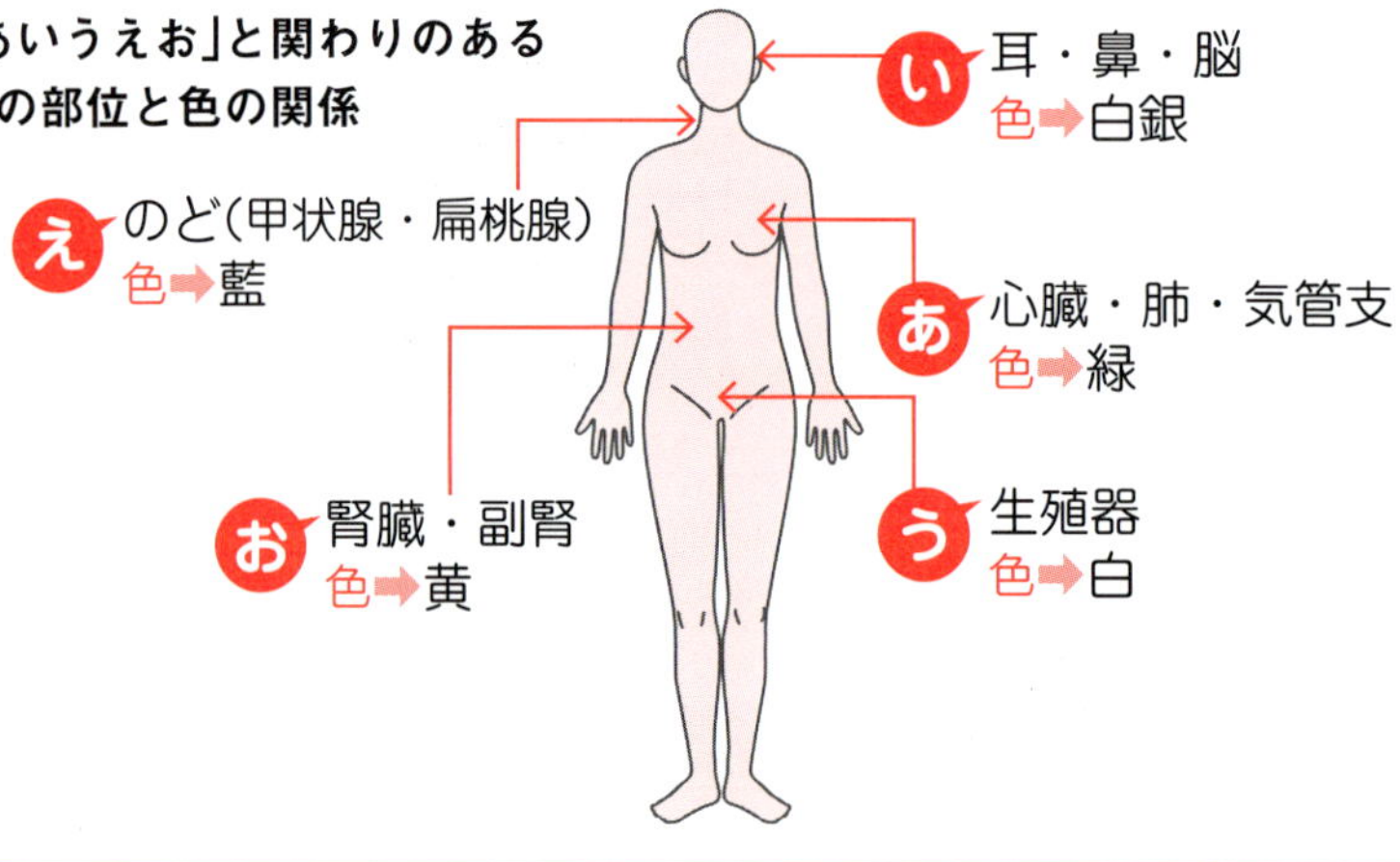
い 耳・鼻・脳
色➡白銀
え のど(甲状腺・扁桃腺)
色➡藍
あ 心臓・肺・気管支
色➡緑
お 腎臓・副腎
色➡黄
う 生殖器
色➡白

第6章

現役整体師・照ちゃん先生に聞く！

健康ヨガ体操＆照ちゃんの若さの秘訣一問一答

患者さんやヨガ教室の方々から聞かれる質問を10個にしぼってまとめてみました。今までと少しだけ見方を変えるだけで、ぐんぐん若返ることができる私の元気の秘訣ですよ。よかったら取り入れてみてくださいね。

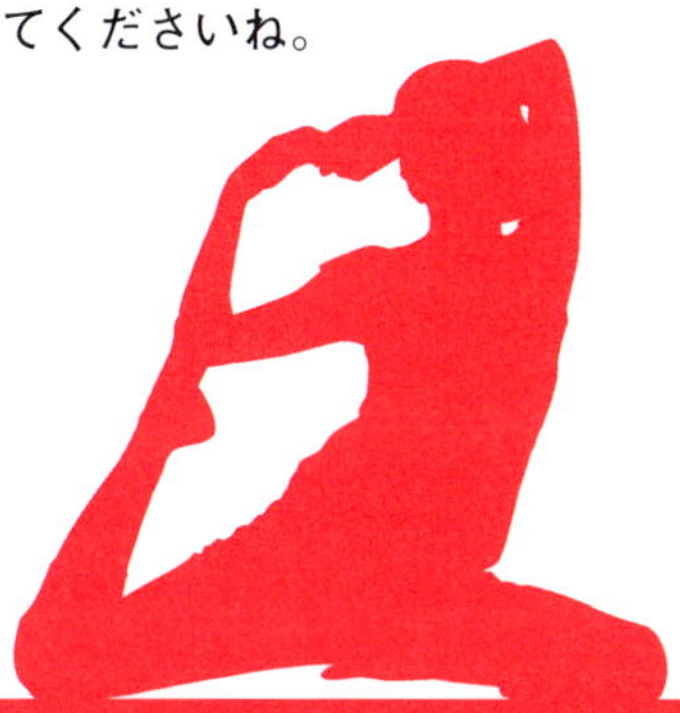

Q1 どうしてもできないポーズがあります。どうしたらいいですか？

A1 できないポーズは無理してやらなくてもいいのよ

人によって、体のかたさが違ったり、得意な動きや不得意な動きがあります。だから、**できないポーズは無理して最後までやらなくてもいい**のよ。完成ポーズの途中でつらくなったら、途中のポーズで3つ～5つ数えてみましょう。途中のポーズを続けていくだけで、だんだんにそのポーズを行うのに必要な筋肉が使えるようになって、気づけば完成ポーズが気持ちよくできるようになっているはず。

私のヨガのお教室のみなさんも、「はじめはできなかったポーズが、だんだんできるようになるのが楽しい！」と言っています。

心と体を気持ちよくするための「健康ヨガ体操」ですもの。**体が「気持ちがいい」と感じるところでやめていい**のよ。そして、途中のポーズでも続けていくうちに、自分の体が少しずつ変わるのを楽しみましょうね。

Q2 呼吸が長く続きません

A2 はじめは誰でも続きませんよ。短くても呼吸を意識することが大事！

これまで意識していなかった呼吸を、意識して長く吐こうとするんだから、体がついていけないのは当然ですよ。呼吸を長く続けることよりも「今、私はゆっくり吐いている」「胸を開いて、おなかの奥まで息を吸っている」と、**呼吸を意識することが大事**なんですね。短くてもいいので、**息を吐くときには息とともに心にたまった嫌なことを全部吐き出すイメージで。息を吸うときには、地球にあるいい気をすべて自分の中に取り込むイメージ**で行いましょうね。すると、呼吸をするたびにどんどん幸せな気分になりますよ。

呼吸に合わせて体を動かすと、筋肉がよく伸びて、体が動かしやすくなりますが、それだけが呼吸のいいところではありません。それよりも大事なのは、ゆっくり呼吸をすると気持ちが落ち着いて、気分が明るくなること。ぜひ、短くても呼吸を意識してみてくださいね。

Q3 照ちゃんの若さの秘訣は？

A3 私は年をとっていると思っていないもの。自分の年齢は自分で決めるものよ

「年齢は自分で決めるもの」が、山本家の家訓。私は75歳だと公表してしまったけれど、75歳だと思うと自分がイメージする75歳に近づいてしまいます。私はまだまだ若いし（笑）、やりたいこともいっぱいあるんですよ。自分は75歳だからそれらしく振る舞おうとすると、「体力がもたないかもしれない」「この年でこんなことを始めるのは恥ずかしい」などと、理由をつけて何事に対しても挑戦することをやめてしまうでしょ。

だから、**私は年齢を聞かれると「いくつに見えますか？」とだけ答えて、自分の年齢は言いません**。それが私の若さの秘訣。**まだまだ若いと思えば、新しいことにどんどん挑戦できる**んです。老化というハンデだと思っていたものを「何でも知っているけれど、体と心は若々しい」という長所に変えてしまいましょう。

Q4 忙しくて、ヨガをする時間がありません

A4 背伸びをするだけだって「健康ヨガ体操」よ。ゆるくてOK！

「〇〇のポーズ」をすることだけがヨガじゃないんですよ。呼吸に意識を向けるだけ、手首や足首をまわすだけ、背伸びをするだけだって、ヨガの一つ。**心と体が気持ちいいと感じる動きは全部ヨガ**だと考えてみましょう。わざわざ時間をとらなくても、朝や夜に布団の中で、テレビを見ながら、新聞を読みながら、歩きながら、今回紹介したポーズを取り入れてくださいね。〝ながらヨガ体操〟が一番長く続くし、長く続けば体にうれしい変化が次々に起こってきますから。

実は私も、朝と夜はリセットのために体を必ず動かしますが（逆に動かさないと気持ちが悪いんですよ）、ヨガのための特別な時間はとっていないの。なぜなら、ほかにやりたいことがいっぱいあるんですもの。だからみなさんも自分の生活に合わせて、**好きなポーズを一日一つ取り入れて**みましょう。それだけでも体が変わりますよ。

Q5 照ちゃんって肌がキレイ！何をしてるの？

A5 顔は上から下には絶対触らないのよ。だってよけい垂れちゃうじゃない

肌がキレイって言われるのは、女性としていくつになってもうれしいことですね。ありがとうございます。化粧品は高いものではなくて、昔からある〝れんげ化粧水〟や薬局で売っているような安価な化粧水と乳液をたっぷり使っていますよ。ただし、**絶対やらないのは、顔を上から下に触ること**。だって、ただでさえたるみで顔が下がってきているのに、それを自分で手助けしてしまうなんて恐ろしいこと！　**タオルで顔をふくときにも、下から上に**。化粧水や乳液、ファンデーションを塗るときにも絶対下から上です。

そして、乳液を塗りながら、フェイスラインをあごから耳へ手を滑らせながらマッサージをします。**顔も体も手をかければかけるだけ、それに応えてくれる**んですよ。高いお化粧品の力を借りなくても、少しの習慣でいくつになってもキレイは保てます。

Q6 疲れて何もしたくありません。どうすればいいの？

A6 何もしなくていいんですよ。体が休めって言っているんですもの

疲れて何もしたくないときは、怠けものになっているわけではないのよ。体が休めって言っているサイン。そういうときに休まずに無理をすると、病気になってしまいます。

それが数週間も続くなら、病院へ行って診てもらうことも大切。でも2～3日なら誰に何と言われようと、人生の休息日と決めて休んでしまいましょう。私もときどき、何もしたくなくなるときがあるんですよ。それでも、前日から「明日は何をしよう」と決めているから、無理に体を動かしてしまうこともありました。でもそれをすると決まって、疲れが長引きます。それよりも、いっそのこと「今日は完全休養日」と決めて、**動きたくなるまで動かないと、布団にへばりつくんです**。すると、1～2日で疲れがとれて、無性に体を動かしたり、頭を使いたくなりますよ。

Q7 照ちゃんのストレス解消法は？

A7 大きな声を出すこと。体を動かしたら本を読んで、パズルを解くことかしら

私、実は音痴なのよ。子どもたちや親せきは私が歌うと笑います。でも歌を歌うのが好きなんだから、人の評価なんて関係ないでしょ。だから、歌声喫茶の集まりによく出かけるの。声を出すともやもやがスッキリして、元気になります。ヨガでも「オーム」とおなかの奥から声を出す練習があるんですよ。**声を出すことは、体にたまった負のエネルギーを出すこと**。カラオケでもいいし、鼻歌でもいいので、みなさんも大きな声を出す機会をつくりましょうね。

そして、私の場合はたくさんヨガをした日や歩いた日の翌日は決まって、本を読んだり、パズルを解いたり、頭を使いたくなります。体を使うだけでも、頭を使うだけでもストレスがたまるんですよ。**体を動かしたら、次に脳みそを使ってストレス解消！**　このバランスがいつまでも心と体が元気な秘訣なのかもしれませんね。

Q8 食欲がないときはどうすればいいの？

A8 無理に食べる必要はないわよ。食べたくなるまで待てばいいの

食欲がないと家族が心配して、「あれを食べたほうがいい」「これなら食べられるでしょ」と用意してくれることもあります。でも、**食欲がないときは、体が食べ物を必要としていないときなんですよ。**

うちの猫と犬を見ているととても勉強になります。彼らはいつもは食いしん坊なのに、体の調子が悪いと、食事をとらずにひたすら寝ていますよ。そして調子がよくなるとごはんを食べるんですね。食事をすることでもエネルギーを使います。体調が悪いときは体の中で不調や病気と闘うエネルギーが必要なわけですから、食べるためにエネルギーを使っている場合ではないのですね。食べなければ、胃腸を休ませることができますし、かえって体調がよくなることも多いのです。数日食べなくたって大丈夫ですから、食欲がないときには食べないほうが体が元気になりますよ。

Q9 いつまでもキレイでいるために心がけていることは？

A9 毎朝ちゃんとお化粧をします。変な顔でお会いしたら、みなさんに失礼ですから

体調がよくなくて、一歩も外に出ないと決めた日以外は、**どんなときでも朝起きたらお化粧をします**。私の中で**お化粧は、洋服を着るのと同じ感覚**なのね。亡き母のたった一つの手紙に「だんな様より早く起きてお化粧をすること」と書いてあったのが、今でも心に強く残っているからかもしれません。でも、お化粧の時間ほど自分と向き合える時間はないと思いませんか？　こんなに自分をじっと見ることなんてなかなかないでしょ。鏡を見ることで、体の変化に気づくことができますよ。

何より、お化粧をしていない変な顔で外出したら、その日会ったみなさんに失礼ですから。もしかしたら今日の出会いは一期一会かもしれません。それならば、**一番いい顔を相手の印象に残したいでしょ**。その気持ちがあるからこそ、いつでもキレイに見せるためのお化粧は欠かせないのね。

Q10 100歳まで元気でいる秘訣は？

A10 とにかく笑うこと。おかしくなくたって口角を上げれば福がやってきますよ

まだ100歳ではないけれど、そこまで生きるつもりですよ（笑）。私の元気の秘訣は笑うことかしら。私はよく笑うし、うれしいことをしてもらったら少し大げさなくらい「ありがとう」の気持ちを体で表現します。「笑う門《かど》には福来《きた》る」とはよくいったもので、そんなに楽しくないときでも、**声を出して笑うと楽しい気分になるから不思議ね。**

ヨガにも「笑いの行法」があります。声をたてて「ハハハハッ」と言っているうちに、本当に楽しくなるのです。声を出して笑えない状況なら、おかしくなくても口角を上げてみましょう。口角を上げると笑顔になります。怖い顔をした人よりいつも笑顔の人の近くにいたいと思うでしょ。年齢を重ねると、不本意でも人に頼らなければいけない場面があります。100歳まで生きたら、そんな場面がたくさんあるでしょう。そのときに、**相手から助けてあげたいと思われるような、かわいいおばあちゃんでいるためにも、いつも笑顔を心がけましょうね。**

おわりに

〝よい変化〟を意識して簡単な健康ヨガ体操で元気なお年寄り大国にしましょう！

どれか一つでも続けられそうなヨガは見つかったでしょうか？

おふろの中で、ただ足首をまわすことだけを続けるのでもいいんですよ。まずは3日、次に1週間、そして1ヵ月続けられたら、必ず体が変わっていることに気づくと思います。

私は今でも整体師として、毎日、人の体に触れさせていただいているのですが、そこで感じるのは、〝人間ってすごい〟ということ。施術を受けた後で、患者さんが〝よい変化〟を感じると、どんどん不調が改善していきます。治療が終わると来る前に感じていた不調が「ラクになった」と、みなさん笑顔になるんですよ。

〝よい変化〟を意識して心が喜ぶと、体もそれに反応してどんどんよくなっていきます。

逆に、せっかく体がよくなったのに「また痛くなるに違いない」と、暗い気持ちをひきずったままの人は、せっかく整体で一時的に体がよくなっても、残念だけど、すぐに痛みを感じ始めてしまうんです。

それは当然ですよ。だって、〝気持ちのいい体〟を意識するのではなく、〝不調はどこかな〟と自分の悪いところばかりを意識しているんですもの。体は素直にその気持ちに反応します。そこが体の不思議。

だからこそ、このヨガ体操をはじめたら、一つだけお願いしたいのは、体がよくなったことに意識を向けてほしいんです。それが健康ヨガ体操の極意。

例えば、足首をまわしていて、「最初はまわしづらかったのに少しまわるようになった」「まわし終わった後に足が軽い」「足の指の間に手の指を入れやすくなった」など、体に起きる〝よい変化〟は探そうと思えばたくさんあるはずですよ。その〝よい変化〟に反応して、いつの間にか不調がラク～になります。

〝病は気から〟。長い間、あなたの体はがんばってきてくれたんだもの。何かしらの不具合があって当たり前よ。その当然の不具合とうまくつきあう方法の一つが健康ヨガ体操なの。ひとりでも多くの人に、このヨガ体操で不調を最小限におさえながら、往生する瞬間まで心と体に元気でいてもらえるお手伝いができたら、本当にうれしく思います。そして、私たち自身で日本を〝元気なお年寄り大国〟に変えていきましょう！

山本照代（やまもと・てるよ）
整体院あんもう院長。整体師。ヨガインストラクター。チベット体操インストラクター。生活習慣病予防士。1938年1月14日生まれ。45歳でヨガインストラクター、50歳で整体師、62歳で生活習慣病予防士、69歳でチベット体操インストラクターの資格を取得。整体師としてこれまでに老若男女問わず1万人以上の体を診る。整体の効果を持続させるために、患者さんに指導している簡単整体ヨガが評判になる。定期的にヨガやチベット体操の教室を開き、指導にあたる。
整体院あんもう　http://www.anmou.com/

講談社の実用BOOK
照《てる》ちゃん流《りゅう》　健康《けんこう》ヨガ体操《たいそう》
体《からだ》が硬《かた》くても痛《いた》みがあってもできる！

2013年12月19日　第1刷発行

著者 ―――――― 山本照代《やまもとてるよ》

発行者 ―――――― 鈴木 哲
発行所 ―――――― 株式会社 講談社
〒112-8001　東京都文京区音羽2-12-21
編集部 ☎03-5395-3529
販売部 ☎03-5395-3625
業務部 ☎03-5395-3615

装丁 ―――――― 村沢尚美（NAOMI DESIGN AGENCY）
本文組版 ―――――― 朝日メディアインターナショナル株式会社
印刷所 ―――――― 慶昌堂印刷株式会社
製本所 ―――――― 株式会社国宝社

ISBN978-4-06-299801-7